中国医学临床百家·病例精解

应急总医院
心血管急危重症

病例精解

吴 迪 / 主编

科学技术文献出版社
SCIENTIFIC AND TECHNICAL DOCUMENTATION PRESS
·北京·

图书在版编目（CIP）数据

应急总医院心血管急危重症病例精解 / 吴迪主编. —北京：科学技术文献出版社，2020.10
ISBN 978-7-5189-7215-9

Ⅰ.①应… Ⅱ.①吴… Ⅲ.①心脏血管疾病—急性病—病案—分析②心脏血管疾病—险症—病案—分析 Ⅳ.① R540.597

中国版本图书馆 CIP 数据核字（2020）第 195131 号

应急总医院心血管急危重症病例精解

策划编辑：蔡　霞　　责任编辑：蔡　霞　　责任校对：王瑞瑞　　责任出版：张志平

出　版　者　科学技术文献出版社
地　　　址　北京市复兴路15号　　邮编　100038
编　务　部　（010）58882938，58882087（传真）
发　行　部　（010）58882868，58882870（传真）
邮　购　部　（010）58882873
官 方 网 址　www.stdp.com.cn
发　行　者　科学技术文献出版社发行　全国各地新华书店经销
印　刷　者　北京时尚印佳彩色印刷有限公司
版　　　次　2020 年 10 月第 1 版　2020 年 10 月第 1 次印刷
开　　　本　787×1092　1/16
字　　　数　164千
印　　　张　15
书　　　号　ISBN 978-7-5189-7215-9
定　　　价　138.00元

编委会

主　编　吴　迪

副主编　刘　鹏　顾菲菲

编　委（按姓氏拼音排序）

主编简介

吴迪 中共党员，应急总医院心血管内科主任，主任医师，日本北海道大学医学博士，硕士研究生导师，国务院政府特殊津贴专家。国家卫生健康委员会"中国卫生人才发展基金"被资助者，曾在美国克利夫兰心脏中心、哈佛大学医学院、新加坡南洋管理学院短期研修学习。在复杂冠心病介入治疗、心力衰竭的临床和基础研究、血管内超声、心脏超声等方面有较深造诣。至今作为术者完成冠脉介入手术4000余例，急性心梗心源性休克救治成功率达99%。2015年荣获中华医学会心血管病分会"急性冠脉综合征医疗质量铜奖"。中央保健委员会、国家卫生健康委员会"全国两会医疗保障突出贡献奖"获得者。

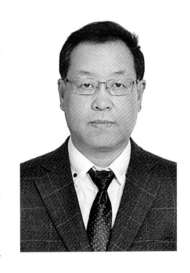

现兼任中国医疗保健国际交流促进会老年心血管病学会常务委员、中国微循环学会委员、中国造影与超声学会委员、北京心脏学会理事、北京心血管病学会委员、北京医师协会心内科分会理事、国家应急管理部高级技术职称评委、海峡两岸心血管病学会委员、北京市科委专家库成员、北京市医学科技新星评审组专家、北京市朝阳区医疗事故鉴定委员会专家、北京市朝阳区三级医院急救网络专家组成员。《中国心血管病研究杂志》《中国循证

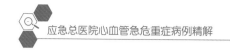

心血管医学杂志》《中国医药科学》编委,《中华心脏外科杂志》审稿专家。

至今发表学术论文40余篇,其中SCI收录论文3篇。出版专著2部、合著3部。承担科技部重大攻关课题一项、国家"十二五"科技支撑计划项目一项(分中心负责人)、国家"十三五"专项课题一项,获得省部级科技进步二等奖一项(第一负责人)、三等奖两项(第二负责人),获得国家专利一项。

推荐序一

心血管疾病是危害人类健康的第一大杀手，它具有高发病率、高死亡率和高复发率的特点。根据《中国心血管健康与疾病报告2019》的统计，目前我国心血管病患病人数已达2.9亿，这意味着每5个成年人中就有1个人患有心血管疾病，而且患病率处于持续上升阶段。

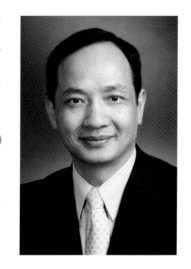

如何控制心血管病的发生、发展，改善其预后是我国全体心血管病医生的责任和义务，特别是对于以急性心肌梗死及其并发症为主的急性冠脉综合征等心血管急危重症，严重威胁患者的健康和生命，及时有效且科学规范的抢救治疗尤为关键和重要。我非常高兴地看到，国内著名心血管病专家、应急总医院的吴迪教授带领其团队，多年来在各种心血管急危重症的救治方面不断努力且成效显著，技术运用先进合理，团队配合愈加成熟，不仅救治成功率高而且康复效果甚佳，挽救了诸多患者的生命，使他们重新回归社会和家庭。

2015年吴迪教授团队荣获中华医学会心血管病分会"急性冠脉综合征医疗质量铜奖"就是对他们多年付出的高度认可和褒奖。《应急总医院心血管急危重症病例精解》这本书荟萃了应急总医院心血管内科数年来成功救治的经典病例，其中完整记载的心

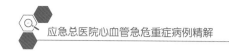

脏停搏 132 分钟复苏后多种辅助器械下急诊 PCI 成功救治的急性 ST 段抬高急性心肌梗死的病例、急诊 PCI 术中患者心脏停搏 45 次成功救治后完全康复的病例，以及各种复杂高危冠脉介入手术等，都具有国内先进水平。本书资料详尽，图文并茂，讲解分析通俗易懂，临床意义较高，对心血管病专业的年轻医生及内科医生都是一本值得学习借鉴的参考书，也是心血管同行之间学术和技术交流的优秀载体和平台。

中华医学会心血管病分会候任主任委员

2020 年 9 月 16 日

推荐序二

应急总医院心血管内科是医院重点科室，团队拥有 11 名博士、博士后和 3 名主任医师，以及国内外各种先进仪器设备，下设两个普通病区和 CCU、心功能室、心脏超声室等诊断单元。学科带头人吴迪主任是我国著名心血管病专家，享受国务院政府特殊津贴。多年来心血管内科开拓进取，不断开展各种临床新技术，救治了众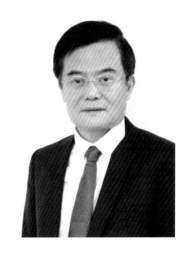多心血管疑难危重患者，特别是在急性心肌梗死绿色通道建设方面成效显著，已经形成了科室和医院的特色，深受我院广大心血管病患者信赖，在业内享有盛誉。我院转型升级为应急总医院后，心血管病救治作为应急救援中医疗救援的重要一环，包括院前急救工作站建立等都将使心血管内科迎来新的发展契机和美好前景。

《应急总医院心血管急危重症病例精解》一书荟萃了心血管内科数年来临床工作中诊疗的典型病例，其中许多成功经典病例都被《健康报》《北京青年报》等媒体报道，具有很高的临床参考价值。本书内容通过翔实的临床资料，对每一个病例进行完整的介绍和分析，不仅可以让读者体会到科学规范的诊治流程、先进的心血管病治疗技术，更能领略到参与救治的心血管医护技师以

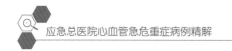

人为本、敬畏生命的高尚情怀。

相信此书的出版不仅是对吴迪主任团队大医精诚数年如一日、兢兢业业、精益求精、辛勤工作的浓缩，也能成为心血管病医生和其他相关专业医务人员的良师益友，同时必将促进应急总医院心血管内科进一步发展提高，向更高水平稳步迈进。

应急总医院院长

2020 年 9 月 19 日

前　言

　　心血管疾病严重威胁人类健康，特别是一些急危重症更是具有致死率高、致残率高和紧急凶险救治难度高等特点。如何在做好心血管疾病的一二级预防的同时，提高急危重症救治的及时性、有效性，是关系到患者生命预后及家庭和社会稳定和谐的重要因素。

　　应急总医院（原煤炭总医院）心血管内科团队多年来一直致力于心血管危重患者的科学规范救治，积累了较丰富的经验，特别是在急性 ST 段抬高心肌梗死的治疗方面取得了一些成绩，合并心源性休克等严重并发症的多种辅助设备结合急诊介入手术的救治成功率达到了 99%。同时，团队在包括慢性闭塞病变在内的复杂高危冠脉病变的介入治疗、心脏电生理介入治疗及复杂先天性心脏病诊疗等方面也取得了长足进步，得到了中华医学会心血管病学分会和业内同行的肯定和认可。

　　《应急总医院心血管急危重症病例精解》一书选取了部分具有代表性的经典病例，既是自身经验教训的总结，更重要的是旨在和广大心血管病医生同道共同分享、共同交流，进一步提高心血管急危重症的救治技术和综合管理能力，更好地为心血管病患者服务。

2020 年 9 月 28 日

目　录

第一章　心血管危重症疾病 ················· 1

病例 1　急性 ST 段抬高心肌梗死合并心源性休克猝死成功抢救 ··· 1

病例 2　超高龄急性心肌梗死合并多器官功能障碍分次冠脉介入··· 10

病例 3　复杂冠脉病变危重症的综合治疗 ·············· 24

病例 4　急性非 ST 段抬高心肌梗死合并尿毒症复杂冠脉病变
　　　　多技术联合介入治疗 ·············· 30

病例 5　急性广泛前壁心肌梗死、室颤、心肺复苏 ·········· 39

病例 6　急性心梗后心室附壁血栓形成 ·············· 45

病例 7　缺血心肌病合并尿毒症多浆膜腔积液 PCI 治疗 ········ 52

病例 8　急性心肌梗死 PCI 术后并发上消化道出血 ·········· 58

病例 9　急性心肌梗死行心肺复苏及急诊 PCI 术后寒战高热 ····· 65

病例 10　急性心肌梗死合并新发脑梗死 ·············· 76

病例 11　急性下壁、后壁、右室心肌梗死 ············· 82

病例 12　致心律失常型右室心肌病 ················ 89

病例 13　非特异性心包炎合并多浆膜腔积液 ············ 96

病例 14　心肌淀粉样变 ····················· 101

病例 15　胸闷、心悸、突发晕厥表现的肺栓塞 ·········· 108

病例 16　以室速为首发表现的嗜铬细胞瘤 ············ 119

病例 17　横纹肌溶解症伴急性肾损伤 ·············· 124

病例 18　扩张型心肌病伴三分支传导阻滞植入 CRT ………… 132

病例 19　双腔起搏器植入术后 T 波记忆现象 ………… 140

第二章　复杂冠脉介入治疗及并发症 ……………………… 145

病例 20　完全可降解支架治疗自发性冠脉夹层并广泛血肿 …… 145

病例 21　RCA 弥漫钙化病变旋磨 ………… 153

病例 22　逆向导丝技术处理复杂 CTO 病变 ………… 161

病例 23　血小板减少患者的静脉桥血管介入治疗 ………… 168

病例 24　冠脉介入治疗术后急性支架内血栓形成 ………… 175

病例 25　冠脉介入治疗术后小脑出血 ………… 180

病例 26　冠心病介入治疗中支架脱载 ………… 188

第三章　复杂结构性心脏病超声诊断 ……………………… 195

病例 27　超声心动图诊断完全性心内型肺静脉异位引流 ………… 195

病例 28　典型限制型心肌病心脏超声诊断 ………… 201

病例 29　缩窄性心包炎 ………… 205

病例 30　胎儿先天性心脏病法洛四联症诊断 ………… 210

病例 31　部分型肺静脉异位引流合并奇静脉异位引流超声诊断 … 213

病例 32　右肺动脉起源主动脉合并法洛四联症 ………… 217

病例 33　幼儿马方综合征合并先天性主动脉瓣二叶畸形超声

表现 ………… 222

第一章
心血管危重症疾病

病例 1　急性 ST 段抬高心肌梗死合并心源性休克猝死成功抢救

病历摘要

【基本信息】

患者，男性，72 岁。主因"胸闷 5 小时，意识丧失 2 小时"，于 2013 年 9 月 16 日 1：11 以"急性心肌梗死"收入急诊科。

现病史：患者老年男性，5 小时前无明显诱因突感胸闷，伴大汗、全身发冷，无明显心悸、气短、无咳嗽、咳痰、呼吸困难。自行于心前区热敷，症状持续 1 小时以上不缓解，遂来我院。急诊查心电图时，患者突发室颤，给予电除颤、胸外按压、简易呼吸器辅助通气。

5分钟后，患者心跳转为窦律，心率60次/分，心电图示Ⅱ、Ⅲ、aVF导联ST段弓背抬高0.1 mV。后患者再突发抽搐，心电监测示室颤，再次予以电除颤、胸外按压，间断注射肾上腺素、多巴胺、阿托品。患者血压进行性下降至不能测出，意识丧失，皮肤花斑，急行气管插管，并继续胸外按压、电除颤，静脉注射肾上腺素、去甲肾上腺素、多巴胺维持循环，胺碘酮、艾司洛尔抗心律失常。电除颤11次后，患者恢复窦律，心率62次/分。略微稳定后，走绿色通道直接送至导管室。

既往史：高血压病史10余年，最高190/100 mmHg，应用降压药物治疗，平日血压维持在130～140/85～90 mmHg。糖尿病病史10余年，应用胰岛素控制血糖，未规律监测。否认高脂血症。否认脑梗死病史，否认肝炎、结核病等传染病病史，否认外伤、手术、输血史。否认药物食物过敏史。吸烟20余年，20支/日，未戒，无饮酒嗜好。

【体格检查】

体温36.5 ℃，血压130/96 mmHg，脉搏95次/分，呼吸18次/分。药物镇静状态，平卧位，口唇无发绀，颈静脉无怒张。双肺呼吸音粗，可闻及湿性啰音。心界不大，心率95次/分，心律齐，各瓣膜区未闻及杂音。腹平软，压痛及反跳痛不合作，肝脾肋下未触及，肠鸣音4次/分。双下肢无水肿，双侧巴宾斯基征未引出。

【辅助检查】

我院急诊（2013年9月16日）心电图检查示Ⅱ、Ⅲ、aVF导联ST段弓背抬高0.1 mV。

【诊断】

冠状动脉粥样硬化性心脏病，急性下壁、右室心肌梗死，心界不大，心律失常（心室颤动），心源性休克；高血压病3级（很高危）；
2型糖尿病；心肺复苏（cardiopulmonary resuscitation，CPR）术后。

【治疗经过】

患者起病急骤，发作胸闷5小时，伴大汗。入急诊后又突发意识
障碍，心电监护提示为心室颤动，立即开始心肺复苏（基本生命支
持和高级生命支持），复苏后发现为急性下壁和右室心肌梗死，患
者血压下降，最低时为40 mmHg，同时出现皮肤花斑和发绀，提示
患者不仅合并恶性心律失常，同时出现血流动力学障碍，并出现相
继的组织灌注障碍及循环衰竭。患者为急性下壁和右室心肌梗死，发
病5小时，GRACE评分为180分，为极高危患者，同时CRUSADE
评分为31分，出血并发症中危，应立即开通闭塞冠状动脉。但此时
患者反复出现心室颤动，合并心源性休克。如果抢救稍微松懈，患
者就可能出现不可逆的损伤，甚至死亡。

在反复同家属交代病情凶险且征得同意后，争取时间行冠脉造
影检查，气管插管，机械通气辅助呼吸，置入临时起搏器，保证心
律相对稳定，在导管室紧急先行为患者行主动脉内球囊反搏（intra-
aortic balloon counterpulsation，IABP）植入，协助稳定血压水平，提
高冠脉灌注。冠脉造影检查提示右冠近端完全闭塞，对右冠状动脉
（right coronary artery，RCA）行经皮冠状动脉介入治疗（percutaneous
coronary intervention，PCI）治疗，克服血栓负荷重反复无复流等困难，
顺利开通闭塞的RCA，植入支架2枚，保持血流TIMI 3级。安返监
护病房。

术后逐渐撤除临时起搏器、IABP导管，5天后拔出气管插管。
术后患者并发肺部感染，应用抗生素抗感染治疗，患者刚开始躁动
明显，神志恍惚，部分失忆。神经科会诊认为与心搏骤停心肺复苏

过程中脑缺氧所致，营养神经，对症处理，患者逐渐平稳，一周后脑功能完全恢复正常。住院 44 天完全康复出院。

病例分析

1. 根据心电图判断罪犯血管

预判冠状动脉前降支（left anterior descending branch，LAD）急性闭塞的心电图特征：①前间壁、前壁 V1 ~ V4 及前侧壁 V5 ~ V6 ST 段抬高；② aVR 导联 ST 段抬高；③下壁导联 Ⅱ、Ⅲ、aVF ST 段下移。冠状动脉左回旋支（left circumflex branch，LCX）闭塞的心电图特征：① Ⅰ、aVL ST 段抬高；② Ⅱ、Ⅲ、aVF，V5 ~ V6 ST 段抬高或下移；③胸前导联 T 波高尖与 ST 段抬高不一致。

预测 RCA 急性闭塞的心电图特征：①下壁 Ⅱ、Ⅲ、aVF 导联 ST 段抬高，且Ⅲ＞Ⅱ；② Ⅰ、aVL ST 段下移，V1 ~ V4 ST 段下移，V5 ~ V6 ST 段下移；③ V4R ST 抬高 ≥ 0.05 mV。

LCX 与 RCA 区别：前者 Ⅰ、aVL ST 段、V5 ~ V6 ST 段抬高；后者 ST 段抬高Ⅲ＞Ⅱ，V1 ~ V4 ST 段下移可能性大。LCX 与 LAD 区别：前者 V1 ~ V4 ST 段抬高少见，Ⅰ、aVL ST 段抬高多见，胸前导联 T 波高尖与 ST 段抬高不一致。前壁心梗伴下壁 ST 段抬高多见于 LAD 远段闭塞，原因是左前降支不仅供应前壁及心尖部心肌的血液，而且绕过心尖部供应左室下壁部分心肌，故当左前降支闭塞时，除发生急性前壁心肌梗死外，下壁心肌也有部分缺血性损伤。

V1 ~ V3 ST ↓ / Ⅱ Ⅲ aVF ST ↑ ≤ 1 提示 RCA 急性闭塞；V1 ~ V3 ST ↓ / Ⅱ Ⅲ aVF ST ↑ ＞ 1 提示 LCX 急性闭塞，敏感性和特异性较传统指标更优。临床实际工作中也能碰到 LCX 闭塞时，Ⅱ、Ⅲ、aVF 导联 ST 段抬高很不明显，但 V1 ~ V3 ST 段明显压低。

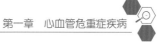
2. 急性心肌梗死的处理及时有效

根据指南精神（图 1-1），在 ST 段抬高心肌梗死患者中，尽最大努力及时开通罪犯血管能挽救患者生命。回顾这个患者入急诊即出现反复发生的心室颤动，紧急心脏电除颤并且给予胺碘酮静脉注射维持窦性心律，并给予气管插管和呼吸机辅助呼吸，患者心肺复苏后存在一定程度的脑损伤,出现意识障碍。患者入导管室后出现严重心律失常，心电图示三度房室传导阻滞，为保证患者基本心律的稳定，立即置入临时起搏电极至右室心尖。患者因为急性心肌梗死和心搏骤停，心功能受限明显，同时合并严重低血容量，出现心源性休克，在冠脉造影结束后立即为患者置入 IABP 支持。冠脉造影为三支病变，RCA 为罪犯血管，立即对 RCA 行介入治疗，植入支架 2 枚。

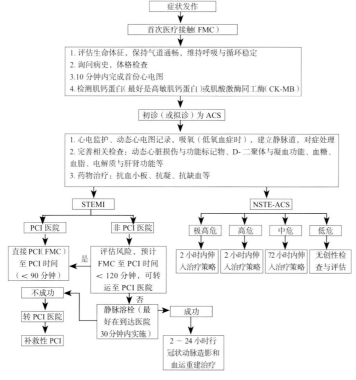

ACS 为急性冠脉综合征；STEMI 为 ST 段抬高心肌梗死；STEMI-ACS 为非 ST 段抬高急性冠脉综合征；PCI 为经皮冠状动脉介入治疗。

图 1-1　急性冠脉综合征的治疗流程

指南目前强调第一次医疗接触时间（First medical contact FMC），反映了院前急救和入院后 D2B 时间，FMC 同患者预后密切相关。如果患者出现心源性休克，急性心肌梗死合并休克发病最初 60 ～ 180 分钟内，每延迟 10 分钟，每 100 个接受 PCI 的患者就会多 3.3 个人死亡。与此相似，合并心搏骤停的患者每延迟 10 分钟，就会多死亡 1.3 个患者。

心源性休克的处理：右室梗死常合并低血压，很少出现心源性休克，预防和治疗的原则是维持有效的右室前负荷；急性 ST 段抬高心肌梗死合并心源性休克常因为梗死面积较大，或者合并有严重的机械并发症（如乳头肌断裂、室间隔穿孔）所致。需注意同低血容量、心包压塞及心律失常相鉴别。静脉滴注正性肌力药物有助于稳定循环，多巴胺 < 3 μg/（kg·min）能增加肾脏血流量，可根据实际情况调整多巴胺剂量（5 ～ 15）μg/（kg·min）；必要时，可同时静脉滴注多巴酚丁胺（3 ～ 10）μg/（kg·min）；如果仍无效，可以考虑同时合用去甲肾上腺素（2 ～ 8）μg/（kg·min）。如果合并多支病变，在急诊 PCI 时可以同时处理多支病变；心源性休克放置 IABP，目前还有争论。但 IABP 不仅能维持有效的冠状动脉灌注压，还能尽快稳定血流动力学。

3. 急性心肌梗死电风暴的处理

电风暴（electrical storm，ES）又称室性心律失常风暴，是指短时间内多次复发快速室性心律失常，包括单型性室速（ventricular tachycardia，VT）、多形性室速和心室颤动（ventricular fibrillation，VF），是心脏电活动不稳定状态，一般是指短时间内（通常为 24 小时）发生 2 次以上有血流动力学异常 VT 或 VF。患者一旦发生危及生命的 ES 发作，需要尽早电复律，同时根据心肺复苏及心血管急重症救治指南进行规范的心脑肺复苏。但电击只能暂时紧急救治影响血流动力学的 ES 发作，更重要的是需要药物等其他措施的综合救治。2006 年《室性心律失常治疗和心脏性猝死预防指南》明确提出静脉注射 β- 受体阻断剂是治疗 ES 的最有效措施。临床多使用静脉注射用普萘洛尔、美托洛尔或艾司洛尔。近几年，艾司洛尔在救治 ES 中使用越来越广泛，其属于超短效 β- 受体阻断剂，静脉注射 5 分钟内即可达到最大效应，发挥快速的抗 ES 的作用，清除半衰期 9 分钟，通过持续静脉滴注可维持有效血药浓度。口服普萘洛尔，而不是选择性 β- 受体阻断剂，用法是开始的 48 小时，每 6 小时给予 40 mg，复发可以追加静脉给药，一旦病情稳定，给予长期口服 β- 受体阻断剂治疗。临床上救治 ES 时，通常需要胺碘酮与 β- 受体阻断剂联合使用。2010 年，美国心脏协会（american heart association，AHA）和欧洲心脏病学会（european society of cardiology，ESC）心肺复苏指南中建议对于反复发作的 VT/VF，静脉滴注给予胺碘酮 300 mg，若心律失常复发时可以重复 150 mg，然后 24 小时维持静脉滴注，禁忌在长 QT 间期患者及尖端扭转性室性心动过速患者中应用。同时，紧急的血运重建也是治疗的关键。

4. 心肺复苏后脑损伤的存在，怎样治疗和避免？

2015 年国际复苏联盟和美国心脏协会发布的指南都推荐，低温治疗首先适应于心肺复苏后自主循环恢复，但仍昏迷的快速性室性心律失常（室颤和室速）患者，但也可以用于其他心律失常（如无脉性电活动不可除颤心律）所致心搏骤停后自主循环恢复（Return of spontaneous circulation，ROSC）的昏迷患者。2015 心肺复苏指南（cardiopulmonary resuscitation，CPR）和心血管急救（emergency cardio-vascular care，ECC）指南更新仍未对心搏骤停后低温治疗开始的最佳时机做出推荐。目前国内外研究认为，心搏骤停后低温治疗开始越早越好，最好在 ROSC 后 4 小时内就应开始低温治疗，超过 8 小时后低温治疗效果显著降低，超过 12 小时后低温治疗将没有效果。近10 年来，低温治疗最适合的目标温度是 32 ～ 34 ℃，也是我国一直在研究的亚低温的范围。最近多项大样本多中心的研究结果显示，36 ℃的低温治疗效果同样对于神经保护具有相似的作用。

关于如何实施最佳低温诱导方法，至今国内外仍没有定论，目前国内外对低温诱导治疗方法的主要观点：①表面冷却方式与血管内冷却方式在诱导低温的作用相似，但血管内冷却在维持体温阶段作用更加优越；②表面冷却与血管内冷却在接受低温治疗患者中的生存率和神经结果上没有明显差异。快速降温时可以采取多种方法联合诱导降温。假设低温目标温度设为 36 ℃，此时机体在心搏骤停后自主循环恢复多处于轻度低温，应加强维持机体 36 ℃温度的控制，而不是一味追求降温。目前低温诱导方法常分为体表降温和核心降温。

病例点评

该患者到急诊后很快出现了心搏骤停和心源性休克，病情极危重。此时能够抢救患者的最优先措施还是开通梗死相关动脉，挽救心肌。此时如何能在短时间内向患者家属交代清楚我们采取的措施和可能发生的意外非常关键。本例征得患者家属同意后实施了急诊PCI 治疗，并成功度过了休克、电风暴、感染、脑损伤、代谢紊乱及营养障碍等关键阶段，顺利康复出院。目前门诊随访，患者生存状态良好。所以，对于急性 ST 段抬高心肌梗死患者，越是危重，越应该采取积极有效手段挽救生命。

笔记

参考文献

1. NEUMANN F J，SOUSA-UVA M，AHLSSON A，et al. 2018 ESC/EACTS Guidelines on myocardial revascularization. Eur Heart J，2019，40（2）：87-165.

2. CALLAWAY C W ，DONNINO M W，FINK E L，et al. Part 8 ：Post-Cardiac Arrest Care：2015 American Heart Association Guidelines Update for Cardiopulmonary Resuscitation and Emergency Cardiovascular Care. Circulation，2015，132（18 S 2）：S465-S482.

（范煜东　病例提供）

笔记

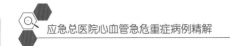
病例 2 超高龄急性心肌梗死合并多器官功能障碍分次冠脉介入

病历摘要

【基本信息】

患者，男性，94 岁。主因"发作性胸闷、憋气 3 天"于 2017 年 10 月 22 日 17：22 以"急性非 ST 段抬高心肌梗死"收入院。

现病史：患者 3 天前开始出现发作性胸闷、憋气，无胸痛、大汗，舌下含服速效救心丸、吸氧后持续 30 分钟可缓解；每日发作 3 ~ 4 次。入院当天自觉上述症状加重。

既往史：高血压病史 10 余年，血压最高达 160/60 mmHg，控制尚可；糖尿病病史 4 年，口服降糖药物治疗；慢性支气管炎 20 年余，否认肝炎、结核病等传染病史；既往胆囊结石胆囊切除术、阑尾炎切除术、白内障人工晶体植入术；慢性肾功能不全 4 年余；无外伤史及输血史，无药物及食物过敏史。

【体格检查】

体温 36 ℃，脉搏 58 次 / 分，呼吸 16 次 / 分，血压 139/75 mmHg。神志清，平卧位，未见颈静脉怒张。双肺呼吸音粗，双肺底可闻及湿性啰音。心界不大，心率 58 次 / 分，心律齐，各瓣膜听诊区未闻及病理性杂音、额外心音及心包摩擦音。腹部平坦，可见手术疤痕；全腹无压痛、反跳痛，脾肋下未触及，肠鸣音 4 次 / 分。双下肢轻度水肿，生理反射对称存在，病理反射未引出。

【辅助检查】

急诊心电图检查显示窦性心律，Ⅱ、Ⅲ、aVF 导联可见 T 波倒置，V2 ～ V5 导联 ST 段压低 0.1 ～ 0.2 mV。急诊心梗三项：心肌肌钙蛋白（cardiac troponin I，cTnI）0.120 ng/mL ↑，肌酸激酶同工酶 -MB（creatine kinase lsoenzyme-MB，CK-MB）5.4 ng/mL，肌红蛋白（myoglobin，Myo）124 ng/mL ↑。

入院患者血常规：HGB 10.5 g/dL，血小板 149×10^9/L，白细胞 5.8×10^9/L；血肌酐（Creatinine，Cr）185 μmol/L，eGFR 26 mL/（min·1.73m^2）；氨基末端脑利钠肽前体（N-terminal pro-brain natriuretic peptide，NT-proBNP）3983 ng/mL；血管超声：双下肢动脉、双侧颈动脉多发斑块形成；腹部超声胆囊切除术后，胆总管增宽，左肾多发囊肿，双肾形态大小正常；UCG 示主动脉瓣、二尖瓣、三尖瓣轻度反流，左室肥厚，室间隔和左室后壁 14 mm，EF 60%。GRACE 评分：166.4（高危），TIMI 评分：6 分（高危），CRUSADE 评分：56（出血极高危）。患者入院后心电图显示：发作胸痛时，多导联弥漫性 ST 段压低，aVR 导联 ST 段抬高。根据心电图考虑患者为左主干病变或类似左主干病变（心电图 2017 年 10 月 24 日和 2017 年 10 月 27 日 12：25 动态改变明显）。

【诊断】

冠状动脉粥样硬化性心脏病，急性非 ST 段抬高心肌梗死，心律失常，窦性心动过缓，右束支传导阻滞，心功能Ⅱ级（Killip 分级）；高血压病 2 级（很高危）；慢性支气管炎；2 型糖尿病；慢性肾功能不全；胆囊切除术后；阑尾切除术后。

【治疗经过】

（1）患者入院诊断

急性非 ST 段抬高心肌梗死、病情评估（TIMI 评分、GRACE 评分、CRUSADE 评分）患者超高龄老年男性，既往高血压和 2 型糖尿病病史，本次主因间断胸憋闷并反复发作和加重入院，入院后发作胸憋闷时伴明显的心电图 ST-T 改变，cTnI 1.02 ng/mL，急性非 ST 段抬高肌梗死诊断明确。考虑到患者家属的意愿（家属不同意行冠脉造影检查和 PCI 治疗），入院初未行冠脉造影评估和介入治疗。

（2）药物治疗阶段

双联抗血小板聚集，口服阿司匹林 100 mg（每日 1 次），氯吡格雷 75 mg（每日 1 次）；阿托伐他汀 40 mg（每日晚上）；改善心肌代谢药物：万爽力 20 mg（每日 3 次），磷酸肌酸钠静脉滴注（每日 1 次）；硝酸酯类药物：硝酸异山梨酯静脉 2 ~ 5 mg/h，静脉泵入；控制血糖：诺和龙 1 mg（每日 1 次）。

患者在此阶段病情逐渐加重，梗死后心绞痛，再发急性非 ST 段抬高心肌梗死，cTnI 明显升高（图 2-1）。患者喘憋症状加重，心功能不断恶化。

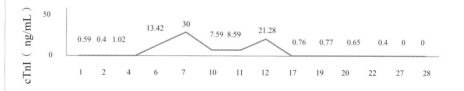

图 2-1 患者 cTnI 检查

（3）介入治疗

再次评估患者情况，患者仍是极高危患者，目前情况药物治疗无效，患者病情不断加重，根据 ESC、ACC 指南及国内急性非 ST 段抬高心肌梗死指南，对于重症患者可以行冠脉造影和 PCI 治疗，就此再次同家属协商，虽然行冠脉造影和 PCI 治疗的风险比较大，但获益更大。征得家属同意后于 2017 年 11 月 2 日为患者行第一次冠脉造影及 PCI 治疗。冠脉造影检查提示左主干末端狭窄 90%，LAD 开口闭塞，LCX 弥漫狭窄 70% ~ 80%，RCA 近端 95% 狭窄，造影提示 RCA 远段向 LAD 远段提供侧支循环，在 RCA 置入 1 枚支架。术后 7 天，对 LM-LCX 近段进行介入处理，LM-LCX 置入 Resolute Integrity 3.5 mm×18 mm 支架 1 枚，应用造影剂 90 mL。RCA 向 LAD 远段提供侧支循环，血流 TIMI 3 级。患者住院 50 天后出院。

（4）处理并发症

1）心力衰竭：患者发病后反复出现喘憋，不能平卧，血浆 NT-proBNP 显著升高（图 2-2），发病复查超声心动图（2017 年 11 月 1 日）示室间隔和左室后壁运动幅度减低，LVEF：50%，2017 年 11 月 13 日 LVEF：40%，2017 年 12 月 10 日 LVEF：50%。患者不仅有舒张功能不全导致的心力衰竭，同时存在收缩功能低下导致的心力衰竭，控制患者出入量平衡，控制血压，调整患者心脏的前后负荷，使心功能不全得到纠正。

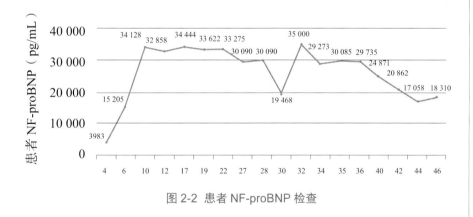

图 2-2　患者 NF-proBNP 检查

2）慢性肾功能衰竭急性加重：患者入院有慢性肾功能衰竭，入院后两次造影术前术后患者肌酐未见到明显升高，但患者上消化道出血后出现血尿素氮(blood urea nitrogen，BUN)和肌酐的明显升高。

（5）其他治疗措施

1）上消化道出血：患者在双抗后出现血红蛋白的显著下降，当时未出现严重的血流动力学紊乱。常规的血常规监测发现患者有血红蛋白的显著下降，患者当时并未出现黑便或呕血，立即采取措施，及时静脉输注悬浮红细胞和血浆后，患者血红蛋白上升至 8.8 g/dL，并稳定在这个水平。上消化道出血隐匿，容易导致血流动力学障碍，同时加重肾功能衰竭，关键是早发现，早处理，避免出现严重的血流动力学障碍。如果患者病情出现急剧变化，往往此时再输血或治疗，可能会延误治疗，甚至危及生命。

2）肺部感染和身体消耗：患者免疫力低下，可能会出现各种院内感染和机会感染，预防很重要，护理要科学及时，避免交叉感染，同时注意采集患者细菌标本，为进一步抗生素选择提供依据。加强营养支持，补充白蛋白，计算每日所需热卡，制订肠内或肠外营养途径。

3）转归：患者住院 50 天后好转出院。

病例分析

1．入院后介入时机的把握

对于 NSTEMI 患者进行危险分层是非常重要的。通常要尽早确认极高危和高危患者。有以下临床特征之一的患者可认为极高危患者，通常需要紧急行冠状动脉造影。①心源性休克；②重度左心功能不全；③尽管给予了强化的内科治疗但仍反复发生静息心绞痛；④机械并发症（如急性二尖瓣关闭不全、室间隔缺损）引起的血流动力学不稳定；⑤威胁生命的心律失常或心搏骤停。如果没有上述需要立即干预指征的患者，在 ACS 诊断确定后应尽快行早期风险分层，可以选择 TIMI 和 GRACE 工具。

笔记

（1）TIMI 评分

关于 TIMI 11B 和 ESSENCE 试验数据的分析发现，有 7 个变量可独立预测 UA 或 NSTEMI 患者的结局。这些标准被定义为 TIMI 风险评分。为了计算评分，对于每一个变量，存在时计 1 分，不存在时计 0 分：①年龄≥ 65 岁；②存在至少 3 个冠状动脉性心脏病的危险因素；③既往冠状动脉狭窄≥ 50%；④入院心电图检查有 ST 段偏移；⑤在先前 24 小时内至少有 2 次心绞痛发作；⑥血清心脏生物标志物升高；⑦先前 7 日内使用过阿司匹林（表 2-1）。

表 2-1 TIMI 风险评分

序号	项目	得分	备注
1	年龄≥ 65 岁	1	
2	存在至少 3 个冠状动脉性心脏病的危险因素	1	
3	既往冠状动脉狭窄≥ 50%	1	
4	入院心电图检查有 ST 段偏移	1	
5	在先前 24 小时内至少有 2 次心绞痛发作	1	
6	血清心脏生物标志物升高	1	
7	先前 7 日内使用过阿司匹林	1	
	总分	7	

较高的 TIMI 风险评分与 14 日时不良事件（全因死亡，新发或复发 MI，需要血运重建的严重反复缺血）数目增加显著相关。通常认为：0 ~ 2 分为低危组，3 ~ 4 分为中危组，5 ~ 7 分为高危组。①0/1 分——4.7%；②2 分——8.3%；③3 分——13.2%；④4 分——19.9%；⑤5 分——26.2%；⑥6/7 分——40.9%。TIMI 风险评分已在多个患者组中进行了验证，而且使用比较简单方便。

笔记

（2）GRACE评分

全球性GRACE登记（登记了来自14个国家94家医院的ACS患者）研发出两种模型，用以评估所有ACS患者的院内死亡和6个月死亡的风险。这一终点与TIMI风险评分的复合终点不同，后者包括全因死亡率、新发或复发性MI、需要血运重建的严重反复缺血。

院内GRACE模型是基于11 389例STEMI或NSTEACS患者的资料。随后根据GRACE登记中另外3972例患者和GUSTO Ⅱ b试验中12 142例患者的资料，验证了这一模型。结果发现8个独立危险因素可提供近90%的预后信息：①年龄；②Killip分级；③收缩压；④存在ST段偏移；⑤就诊期间心搏骤停；⑥血清肌酐浓度；⑦存在血清心脏生物标志物升高；⑧心率。每个预测因素都有指定的分值，将分值相加用以估计院内死亡风险。现已发表了用GRACE风险模型计算风险评分的列线图（能够计算GRACE风险评分的软件参见http：//www.outcomes-umassmed.org/grace/acs_risk/acs_risk_content.html）。虽然GRACE风险模型的设计是用于评估院内死亡风险的，但也能预测6个月时和1年时的死亡或MI复发风险。

如果患者为极高危患者，应该立即（2小时内）行冠脉造影评估病变情况，如果患者为高危患者，应该行早期（24小时内）冠脉内介入治疗。该患者入院后经过正规的心内科治疗，仍有反复发生的心绞痛，而且合并有比较严重的心力衰竭，患者属于极高危患者，应该立即行冠脉造影，开始因为患者家属原因未立即行冠脉造影检查。但药物保守治疗效果不佳，病情逐渐加重，为了挽救患者，医生做了细致的安排，并征得患者家属和本人同意后实施冠脉造影和PCI治疗。如果积极行介入检查和治疗，可能会有更好的结果(图2-3)。

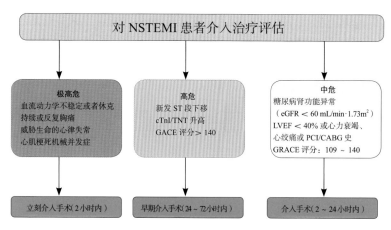

图 2-3 NSTEMI 患者根据危险分层行介入治疗

2. 介入时分两次还是一次解决

患者发病时，心电图 V2 ～ V6 导联 ST 段显著压低，同时 ST aVR 轻度抬高，提示为左主干或 LAD 近段严重病变，超声心动图提示室间隔和左室后壁运动幅度降低，冠脉造影检查提示左主干末端狭窄 90%，LAD 开口闭塞，LCX 弥漫狭窄 70% ～ 80%，RCA 近段 95% 狭窄，RCA 远段向 LAD 远段提供侧支循环，血流 TIMI 2 级。到底哪一支血管是罪犯血管？应该如何干预？分次还是同时干预？分析心电图可以得知，患者未出现 ST 段抬高心肌梗死，同时胸前导联 R 波都基本正常，根据心电图和超声心动图结果判断，左室前壁、后壁和室间隔都存在缺血，最大的可能是 RCA 近段 95% 节段性狭窄均为罪犯血管，LM 末端 90% 局限性狭窄为合并存在的严重狭窄，LAD 完全闭塞考虑为 CTO 病变。这一点，RCA 造影可见到向 LAD 提供部分侧支循环能提供佐证。RCA 近段病变造成室间隔和左室后壁缺血，作为侧支循环的供血血管，也能造成 LAD 供血区域心肌的急性缺血。

在 NSTEMI 患者中如果同时合并多血管的严重狭窄，单独优先处理罪犯血管还是同时处理严重的多支血管更能给患者带来临床获益，目前还不是很清楚。一项早期的研究表明，急性心肌梗死（包括 NSTEMI 和 STEMI）患者行多血管 PCI 是安全的。与单血管 PCI 相比，多血管 PCI（97% 行支架植入术）不会导致死亡或复合终点事件（死亡、心肌梗死、CABG 或靶血管血运重建）的风险升高。若对多血管病变的 NSTEACS 患者选择 PCI 血运重建，手术医生必须决定是行多支血管 PCI 或仅罪犯血管 PCI。目前尚无在这类患者中直接比较完全血运重建（complete revascularization，CR）和不完全血运重建（incomplete revascularization，ICR）的随机试验。所以现实中根据临床情况和疾病的严重程度指导方案选择。如果解剖学风险相对较低，操作时间和造影剂用量不会额外增加患者不良结局风险，我们会对直径狭窄大于 75%、为大部分左心室心肌供血的"非罪犯"血管进行 PCI。

该患者为老年，对手术时间没有很好的耐受性，而且随着造影剂用量的增加可能还会出现心功能恶化，同时患者本身就是严重肾功能障碍患者，eGFR 仅有 26 mL/（min·1.73 m^2），造影剂增加会导致造影剂肾病，在慢性肾功能不全的基础上出现急性加重，从而加重病情。所以根据以上情况，我们第一次 PCI 仅针对罪犯血管进行干预，这样预期能挽救 RCA 和 LAD 供血区域心肌组织。以最小的代价获得最大的临床获益，择期再对 LM 病变进行 PCI 治疗，达到功能上完全性血运重建。

3. 并发症预防

（1）出血并发症

根据《急性冠状动脉综合征抗栓治疗合并出血防治多学科专家共识》，与穿刺部位相比，非穿刺部位出血比例相对较高，NCDR

Cath PCI 注册研究显示：在 PCI 术后患者中，穿刺及操作相关出血占 42.1%，非穿刺部位出血占 57.9%（其中消化道 16.6%。腹膜后出血占 13.3%，泌尿生殖道占 5.0%，其他占 23%）。阿司匹林常因为全身和局部因素导致胃黏膜损伤，氯吡格雷能够抑制胃黏膜的修复，颅内出血可危及生命，是抗栓治疗的严重并发症。除了抗栓治疗本身，此类患者常长期合并高血压，导致颅内血管玻璃样变和微小动脉瘤，此外患者颅内血管淀粉样变常是老年患者颅内自发性出血的主要原因。

该患者行 PCI 术后第 12 天（2017 年 11 月 21 日）发生血红蛋白的显著下降，从术前 10.9 g/dL 下降至 5.8 g/dL，最大下降程度为 5.1 g/dL。但患者没有呕血和黑便，后来查大便潜血阳性。穿刺部位动脉缝合器缝合良好，未见明显出血，腹部超声探查，未见到腹膜后血肿，泌尿生殖道未见到出血征象。综合以上情况推测，患者仍然存在消化道出血，患者第二次手术后静脉泮托拉唑使用 2 天后停用，也可能是发生出血的一个潜在因素，根据 BARC 出血分型为 3b。上消化道出血的可能性最大。患者出血比较隐匿，并没有明显的症状，也是在术后常规的检查中发现。当时并没有出现明显血流动力学障碍或休克。仅有轻度血压下降，说明患者出血的速度相对比较慢。

出血后采取的措施：①停用氯吡格 75 mg/d（患者在 2017 年 11 月 17 日查血栓弹力图：ADP 抑制率为 35.6%，AA 抑制率为 87.5%。考虑到血栓弹力图结果，如果停用阿司匹林，担心患者出现急性支架血栓事件，一旦发生急性支架血栓，患者预后极度恶劣）。②持续静脉滴注奥美拉唑 8 mg/h，后改为静脉点滴泮托拉唑 80 mg，每日 2 次，口服止血药物。③给予输血，分别在 2017 年 11 月 21 日和 24 日静脉输注悬浮红细胞 2 单位 ×2 次，静脉输注新鲜冰冻血浆

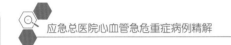

200 mL 共 1 次。5 天后患者血压稳定，血红蛋白稳定在 8.8 g/dL，考虑患者没有活动性出血，开始加用氯吡格雷 75 mg/d。

（2）造影剂肾病

造影剂肾病是给予造影剂后不久出现的一种通常可逆的急性肾损伤（AKI）。发病机制尚不完全清楚。基于动物研究，造影剂肾病最可能是由与血管收缩和造影剂细胞毒效应相关的急性肾小管坏死（ATN）所致，肾前性因素或小管内阻塞对其可能也有促进作用。

造影剂肾病危险因素包括：①慢性肾脏病（chronic kidney disease，CKD）；②糖尿病肾病伴肾功能不全；③进展期心力衰竭或肾脏灌注下降的其他原因（如低血容量或血流动力学不稳定）；④造影剂总剂量较高；⑤第 1 代高渗离子型造影剂；⑥经皮冠状动脉介入术，这也会促使动脉粥样硬化栓子的发生；⑦多发性骨髓瘤（尤其是使用较老的造影剂）。

识别存在风险的患者：①所有 eGFR < 60 mL/（min·1.73 m²）且存在显著蛋白尿（定义为白蛋白尿 > 300 mg/d，相当于蛋白尿 > 500 mg/d）的患者；②所有 eGFR < 60 mL/（min·1.73 m²）且有共存疾病（包括糖尿病、心力衰竭、肝衰竭或多发性骨髓瘤）的患者。③所有 eGFR < 45 mL/（min·1.73 m²）的患者，即使不存在蛋白尿和任何其他共存疾病，④对于 eGFR < 45 mL/（min·1.73 m²）且有蛋白尿和糖尿病或其他共存疾病的患者，以及所有 eGFR < 30 mL/（min·1.73 m²）的患者，应将其视为风险最高。该患者合并严重肾功能障碍，入院 eGFR 26 mL/（min·1.73 m²），同时合并糖尿病，尿蛋白（＋），以及心力衰竭，为发生造影剂肾病风险最高患者。术前、术中及术后采取措施：①术前水化，生理盐水 1 mL/（kg·h）在术前 12 小时给予静脉点滴，术后继续使用 6 小时；②术中应用等渗造

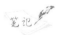

影剂碘克沙醇；③尽量节省造影剂，两次 PCI 都用了 90 mL 造影剂；④术后未预防性应用透析，而是观察尿量和 Ccr 值变化。该患者两次 PCI 术后即刻和第 2 天均未出现肌酐严重升高和造影剂肾病的发生。

（3）心力衰竭的纠正

患者两次 PCI 术后均出现不同程度的喘憋，查超声心动图 LVEF 最低时为 40%，NT-proBNP 最高时 > 35000 ng/mL，PCI 手术后 cTnI 升高，急性应激状态，术前术后水化心脏负担加重等都是心力衰竭加重的因素。

采取的措施：首先，严格计算患者每日出入量，最大可能保证每日出入量平衡，或者适当的负平衡；其次，静脉应用血管活性药物，积极控制血压水平，静脉点滴尼可地尔和硝酸甘油，减轻心脏的前后负荷；无创呼吸机辅助通气。心功能状态的维持和心力衰竭的快速纠正，能够最大限度保证患者全身重要的组织和器官灌注。这样的患者使用正性肌力药物效果不好，可能还会有害。

本例患者在第一次造影和 PCI 后 cTnI 显著升高，对患者心脏功能的影响比较大，患者 cTnI 显著升高是在 RCA 置入一枚支架后发生，考虑存在介入相关的心肌梗死。PCI 相关性心肌梗死定义为：对于基线值正常患者，cTnI 值升高至大于 URL 第 99 百分位值的 5 倍；或者对于 cTnI 基线水平已经升高并稳定或正在下降的患者，cTnI 值升高超过 20%。预防围术期心肌梗死的治疗方法包括强化抗血小板药物、他汀类药物、缺血预处理、腺苷、β - 受体阻滞剂和远端保护装置等。对这个患者而言，选择和优化抗凝抗栓治疗有可能减轻 PCI 相关心肌梗死，如术中如果选择比伐芦定抗凝，可能有更好的结果。

笔记

病例点评

　　该病例为典型的 CHIP（复杂高危有指征介入治疗且获益较大）患者，患者超高龄老年患者，诊断为 NSTEMI，病情评估为极高危。入院后适时为患者行冠脉造影并恰当的分步介入治疗，先保证生命（先处理 RCA 罪犯血管，同时保证 RCA-LAD 侧支循环通畅），后完善（再处理 LM-LCX 同时并存的严重狭窄病变），最大限度地降低了介入并发症，并且在治疗过程中细致入微，精细调整出入量，纠正心力衰竭，及时发现严重出血，避免出现休克和循环障碍。整个治疗过程遵循指南和循证医学证据，同时又贴合实际情况，整个诊治过程科学规范，针对性和特异性强。同时，94 岁超高龄左主干三支病变，且合并多器官功能障碍，介入难度和风险甚大，成功完成并效果良好，体现了术者和治疗团队精益求精的治疗方案及高超的介入手术技术，国内外少有报道。

参考文献

1. ROFFI M，PATRONO C，COLLET J P，et al. 2015 ESC Guidelines for the management of acute coronary syndromes in patients presenting without persistent ST-segment elevation. Task Force for the Management of Acute Coronary Syndromes in Patients Presenting without Persistent ST-Segment Elevation of the European Society of Cardiology（ESC）. G Ital Cardiol（Rome），2016，17（10）：831-872.

2. CHEN L Y，LENNIN R J，GRANTHAM J A，et al. In-hospital and long-term outcomes of multivessel percutaneous coronary revascularization after acute myocardial infarction. Am J Cardiol，2005，95（3）：349-354.

3. HAMM C W，BASSAND J P，AGEWALL S，et al. ESC Guidelines for the management of acute coronary syndromes in patients presenting without persistent ST-segment elevation：The Task Force for the management of acute coronary syndromes（ACS）in patients presenting without persistent ST-segment elevation

笔记

of the European Society of Cardiology （ESC）. Eur Heart J，2011，32（23）：2999-3054.

4. MEHRAN R，RAO S V，BHATT D L，et al. Standardized bleeding definitions for cardiovascular clinical trials：a consensus report from the bleeding academic research consortium. Circulation，2011，123（23）：2736-2747.

（范煜东　病例提供）

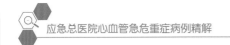

病例 3　复杂冠脉病变危重症的综合治疗

病历摘要

【基本信息】

患者，男性，58岁。主因"胸痛、胸闷20小时"入院。

现病史：患者20小时前无明显诱因出现胸痛，位于心前区，呈闷痛，向后背部放射，伴有气短，症状持续不能缓解，自服速效救心丸无效。到我院急诊就诊，给予扩冠等药物治疗后约1小时症状缓解，心电图检查显示室上速，Ⅱ、Ⅲ、aVF 导联 ST 段压低并 T 波倒置，V1 ~ V3 导联 R 波递增不良；心肌酶检查，cTnI > 25 ng/mL，Myo 515 ng/mL，CK-MB 175 ng/mL，NT-proBNP 515 pg/mL。血气分析显示 pH 7.4，PO_2 74 mmHg，PCO_2 52.8 mmHg。胸部 CT 示双肺间质改变并心包积液中至大量。

既往史：患者高血压病史30余年；高脂血症病史5年；脑梗死病史5年，遗留有右侧肢体活动障碍和右侧上眼睑下垂；慢性阻塞性肺病病史5年；慢性肾功能不全病史5年；吸烟40余年，约10支/日。

【体格检查】

患者表情呆滞、反应迟钝、声音嘶哑、颜面和眼睑水肿；双肺呼吸音粗，双肺底可闻及湿性啰音；心音听诊无明显异常；腹部查体正常。

【诊断】

冠心病，急性非 ST 段抬高心肌梗死，心律失常，阵发性室上性心动过速，心功能 Ⅱ 级（Killip 分级），心包积液（中 - 大量），高血压 3 级（很高危），高脂血症，陈旧性脑梗死，慢性阻塞性肺病并肺部感染，Ⅱ 型呼吸衰竭，慢性肾功能不全，肾性贫血（轻度）。

【治疗经过】

入院后进行缺血和出血风险评估，GRACE 评分 156 分，属于高危；CRUSADE 评分为 38 分，为中危。给予双联抗血小板（阿司匹林＋氯吡格雷）及低分子肝素抗凝治疗，同时扩冠、调脂、改善循环等治疗。

（1）冠脉造影及介入治疗

入院后择期行冠脉造影检查（图 3-1 至图 3-5），显示为三支病变，LAD 近中段次全闭塞，RCA 慢性闭塞病变（CTO）且严重钙化迂曲，侧支循环显示闭塞段长，LCX 严重弥漫狭窄。介入治疗：RCA 的 CTO 病变先尝试正向开通未成功，后逆向开通植入支架 5 枚，LAD 近中段次全闭塞病变开通后植入支架 2 枚。

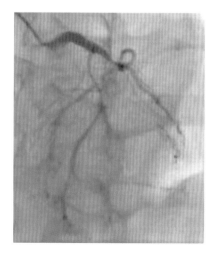

图 3-1　左冠脉造影结果

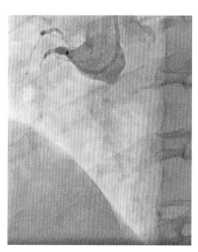

图 3-2　右冠脉造影结果

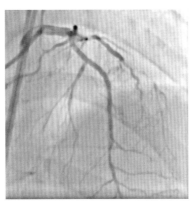
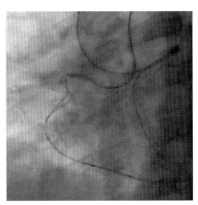

图 3-3 左冠脉介入治疗术后结果　　　图 3-4 右冠脉闭塞病变逆行开通

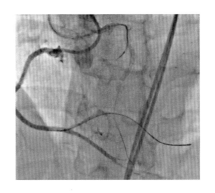

图 3-5 右冠脉介入治疗术后结果

（2）肺部感染

入院后血常规：WBC 14.6×10^9/L，中性粒细胞 13.09×10^9/L，中性粒细胞百分比 89.7%；复查血气分析有 PCO_2 升高，最高达 65.8 mmHg，提示严重 Ⅱ 型呼吸衰竭，除给予抗感染、化痰、平喘药物治疗外行无创呼吸机辅助通气治疗，症状、血象及血气结果逐渐好转。

（3）慢性肾功能不全

患者入院时，Cr 129 μmol/L，PCI 术后出现了进一步升高至 159 μmol/L，入院后即给予改善循环、肾脏灌注药物治疗，后肾功能部分恢复至 Cr 116 μmol/L。

（4）贫血

患者入院时血红蛋白 108 g/L，入院后监测有进一步下降至 92 g/L，因冠脉介入治疗手术时间长，术中失血量较多，血红蛋白最低降至 67 g/L，给予输血及补充造血原料等治疗逐渐改善，出院前升至 108 g/L。

（5）甲状腺功能减退

入院后查甲状腺功能示 $TT_3 < 0.25$ ng/mL、$FT_3 < 1.0$ pg/mL、TT_4 1.46 μg/mL、$FT_4 < 0.40$ ng/mL、TSH 39.49 μIU/mL。请内分泌科会诊，诊断为甲状腺功能减退，为自身免疫所致原发性甲状腺功能减退症，考虑患者的心包积液与轻度贫血可能与此有关。因入院时处于心梗急性期，1 周后开始加用左甲状腺素钠片治疗。

【随访】

患者病情平稳后出院，规律服用冠心病用药及左甲状腺素钠。出院后每间隔 4 ～ 6 周测定血清 TSH 及 FT_4，不断根据监测结果调整左甲状腺素钠剂量，使 TSH、TT_4、FT_4 值维持在正常范围。患者未再出现胸闷、胸痛症状，日常运动量增加，颜面和眼睑水肿消退，反应能力明显改善，家属欣慰的表示"如同换了一个人一样"！

病例分析

该患者冠脉病变严重，有严重甲状腺功能减退症、慢性阻塞性肺病、慢性肾功能不全、贫血等并发症，自然预后极差，通过冠脉的介入治疗及甲状腺功能减退症等治疗使患者症状及预后明显改善。

甲状腺功能减退症（简称甲减）是由于甲状腺激素合成和分泌减少或组织作用减弱导致的全身代谢减低综合征。根据 2010 年我国十城市甲状腺疾病患病率调查，甲减的患病率为 17.8%，其中亚临床甲减的患病率为 16.7%，临床甲减的患病率为 1.1%。甲减患者的甲状腺激素合成分泌不足，使机体多器官组织代谢降低，心肌代谢也随之降低，蛋白合成降低，导致毛细血管通透性增加，淋巴回流不畅出现心肌水肿，乃至心包积液。由于该类患者的心包积液形成缓慢，很少发生心包填塞。甲减时，骨髓增生不良，造血功能受到抑制，同时出现胃酸缺乏，叶酸、维生素 B_{12} 代谢障碍等综合因素导致贫血。另外，甲减也能促进冠心病的发生，这是因为甲减时尽管胆固醇生成减少，但其降解排泄受阻更为明显，其肝脂酶及脂蛋白脂酶活性降低，导致了血脂升高，形成了高脂血症，出现三酰甘油、胆固醇血症偏高，于是诱发和加重冠心病。通过甲状腺素的补充治疗，恢复全身代谢水平，纠正上述并发症，故对于该患者的恢复非常重要。

病例点评

人体是一个复杂的整体，在临床治疗上我们既要抓准主要矛盾予以解决，同时也要兼顾可能影响预后的各个方面给予纠正。该患者冠脉介入治疗的难点是 RCA 的 CTO 病变严重钙化迂曲且闭塞段长，正向开通不成功，我们采用了逆向开通技术获得成功。逆向 CTO 介入治疗技术是指通过对侧或同侧的侧支循环血管所形成的交通血管，进入对侧的闭塞病变的远端，再通过各种不同的方式干预闭塞病变。该患者存在左冠脉到 RCA 闭塞段的良好侧支循环，提供了逆向开通的路径。

当然，患者的最终康复是多方面综合治疗的结果，提示我们在临床实践中要开阔视野，尽可能寻找所有促进病情加重的因素并给予纠正治疗，从而使患者最大获益。

笔记

参考文献

1. 刘新民. 实用内分泌诊疗手册. 1版. 北京：人民军医出版社，1996：125-133.

2. 张玉芝. 甲状腺疾病与心血管病关系初探. 临床医学，1997，8（2）：31-32.

3. SHAN Z，CHEN L，LIAN X L，et al. Iodine Status and Prevalence of Thyroid Disorders After Introduction of Mandatory Universal Salt Iodization for 16 Years in China：A Cross-Sectional Study in 10 Cities. Thyroid，2016，26（8）：1125-1130.

4. CENTANNI M. Thyroxine treatment：absorption，malabsorption，and novel therapeutic approaches. Endocrine，2013，43（1）：8-9.

5. JONKLAAS J，BIANCO A C，BAUER A J，et al. Guidelines for the treatment of hypothyroidism：prepared by the american thyroid association task force on thyroid hormone replacement.Thyroid，2014，24（12）：1670-1751.

（杨兴胜　病例提供）

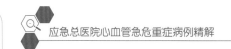
病例 4 急性非 ST 段抬高心肌梗死合并尿毒症复杂冠脉病变多技术联合介入治疗

📋 病历摘要

【基本信息】

患者，男性，71 岁。主因"发作性胸痛 10 年，突发胸闷 1 天"由急诊收入院。

现病史：患者自 10 年前始出现发作性胸痛症状，位于心前区，不伴有明显肩背部放射，每次持续数分钟，自服丹参滴丸有效，症状发作不频繁，服用阿司匹林及他汀类药物治疗。患者近 3 年发作性胸闷症状较既往频繁，未行冠脉造影检查。1 天前患者突发明显胸闷症状，持续 3 小时难以缓解，服用丹参滴丸无效，服用硝酸甘油有效。曾到外院就诊，查 cTnI 12.5 μg/L，CK-MB 18 μg/L。入院当日于我院急诊就诊，心电图示 V4 ～ V6 导联 ST 段压低 0.1 ～ 0.2 mV 伴 T 波正负双向，复查 cTnI 8.8 ng/mL，CK-MB 64 ng/mL，Myo ＞ 900 ng/mL，为进一步诊治收入院。

既往史：高血压病史 30 余年，口服降压药物治疗。糖尿病病史 20 余年，应用胰岛素治疗。肾病综合征、慢性肾功能不全病史 5 年，目前为尿毒症期，口服中药治疗，尚未透析治疗，合并肾性贫血。否认肝炎，结核病等传染病史；否认外伤史、手术史及输血史。患者对磺胺类药物、青霉素、头孢菌素药物过敏。

笔记

【体格检查】

血压 147/85 mmHg，双肺呼吸音粗，可闻及散在干性啰音，未闻及湿性啰音；心率 68 次 / 分，心律齐，各瓣膜听诊区未闻及病理性杂音及额外心音。腹部平坦，全腹无压痛、反跳痛，肝脾肋下未触及，肠鸣音 4 次 / 分。双下肢无水肿，生理反射对称存在，病理反射未引出。

【诊断】

冠状动脉粥样硬化性心脏病，急性非 ST 段抬高心肌梗死，心功能 I 级（Killip 分级），高血压病 3 级（很高危），2 型糖尿病，肾病综合征、慢性肾功能不全（尿毒症期），肾性贫血。

【治疗经过】

（1）入院后辅助检查

心梗三项（入院第 2 天）：cTnI 20 ng/mL，Myo ＞ 400 ng/mL，CK-MB 49.32 ng/mL；（入院第 3 天）：cTnI 8.64 ng/mL，Myo ＞ 400 ng/mL，CK-MB 27.37 ng/mL，NT-proBNP 28051 pg/mL。

肾功能：BUN 40.69 mmol/L，Cr 847 μmol/L，K^+ 3.91 mmol/L。血常规：WBC 3.8×10^9/L，RBC 1.98×10^{12}/L，HGB 67 g/L，HCT 18.7%，PLT 168×10^9/L。入院心电图（图 4-1）：窦性心律，67 次 / 分，V4 ～ V6 导联 ST 段水平压低 0.05 ～ 0.1 mV 伴 T 波低平。超声心动图：左心扩大，LVIDd 60 mm，主动脉瓣钙化并反流（轻度），二、三尖瓣反流（轻度），左室舒张功能减低，LVEF 50%。腹部超声：双肾弥漫性病变。血管超声：双下肢动脉硬化并多发斑块形成，双侧颈总、颈内动脉多发斑块形成。

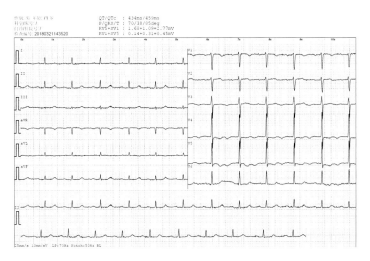

图 4-1 患者心电图检查（2018 年 3 月 21 日）

（2）药物治疗

入院后因患者无明显胸痛、胸闷、喘憋症状，患者及家属表示暂不同意应用血液透析治疗，无法行冠脉造影，给予药物保守治疗：阿司匹林 100 mg（每日 1 次）、氯吡格雷 75 mg（每日 1 次），阿托伐他汀 20 mg（每日晚上），盐酸曲美他嗪 20 mg（每日 3 次），硝苯地平控释片 30 mg（每日 1 次），美托洛尔缓释片 47.5 mg（每日 1 次），硝酸甘油静脉泵入，胰岛素控制血糖，重组人促红细胞生成素 10 000 IU 皮下注射（每周 1 次），尿毒清颗粒、碳酸氢钠片口服等。患者每日尿量 2050 ～ 2650 mL。其后经评估病情和劝说患者及家属，其同意行冠脉造影及血液透析治疗。

（3）冠脉造影和 PCI 手术情况

入院第 9 天在导管室为患者行冠状动脉造影检查。CAG（2018 年 3 月 29 日）结果（图 4-2）：LAD 近 - 中段弥漫狭窄 70% ～ 90%，D1 开口局限狭窄 80%，D2 开口局限狭窄 80%，LCX 远段弥漫狭窄 80% ～ 90%，建议择期行 PCI 治疗。术后化验回报，凝血功能：PT

15.5 s，INR1.25，D- 二聚体 3.92 μg/mL，RBC 2.21×10^{12}/L，HGB 68 g/L，LYM% 19.4%，BUN 28.28 mmol/L，Cr 814.2 μmol/L，给予悬浮红细胞 2 U、血浆 400 mL 输血治疗。冠脉造影 11 天后行 PCI 治疗（图 4-3）。

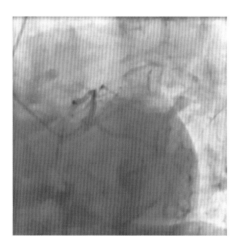

图 4-2　CAG 检查（2018 年 3 月 29 日）

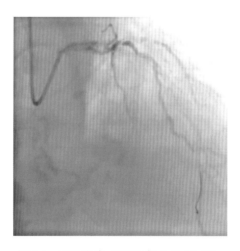

图 4-3　PCI 治疗（2018 年 4 月 10 日）

（4）手术过程

患者平卧位，常规消毒后铺巾，以右侧桡动脉作为穿刺路径。2% 利多卡因麻醉满意后成功穿刺桡动脉并置 6F 血管鞘，注射肝素 7000 U，

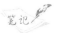

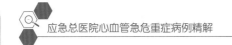

将 6 FEBU 3.5 导引导管（GC）置于左冠脉开口，造影示 LAD 全程弥漫病变，最重 90%，LCX 较细小，远段 80% ～ 90% 狭窄。经 GC 将 Runthrough 导引导丝（GW1）置于 LAD 远端，沿 GW1 送 OptiCross 血管内超声探头至 LAD 远段，由远及近行血管内超声检查，结果显示 LAD 由中远段至开口全程内膜钙化，中段多处钙化角度超过 270°，全程弥漫狭窄，最重 90%，后撤出 OptiCross 血管内超声探头。

由于患者 LAD 血管病变钙化严重，拟行旋磨治疗，利用 Corsair 135 cm 微导管，将 Rotawire 旋磨导丝（GW2）交换至 LAD 远段，经旋磨导丝（GW2）送 RotaLink Burr 旋磨磨头至 LAD 开口，以 14.5 W ～ 15.0 W 转速于 LAD 近段进行旋磨，每次 15 ～ 20 s，共旋磨 4 次，撤出 RotaLink Burr 旋磨磨头，利用 Corsair 135 cm 微导管，将 Runthrough 导引导丝（GW1）交换至 LAD 远段，再次沿 GW1 送 OptiCross 血管内超声探头至 LAD 远段，结果显示 LAD 原钙化处，钙化层已断裂，后撤出 OptiCross 血管内超声探头。沿 GW1 送 Flextome 2.5 mm×6 mm 切割球囊 1 至 LAD 中远段病变起始处，由远及近以 6 ～ 8 atm×8 s 依次扩张，经 GW1 送 NC springter 3.0 mm×12 mm 球囊 2 至 LAD 中远段，由远及近以 14 ～ 16 atm×6 s 后扩张 2 次后撤出，经 GW1 送 PRIMIRE 3.0 mm×28 mm 支架 1 至 LAD 中段，以 12 atm×8 s 释放后撤出，经 GW1 送 PRIMIRE 3.5 mm×32 mm 支架 2 至 LAD 近中段，与支架 1 串联，以 12 atm×8 s 释放后撤出，经 GW1 送 PRIMIRE 3.5 mm×24 mm 支架 3 至 LAD 开口，与支架 2 串联，以 12 atm×8 s 释放后撤出，送 NC Emerge 3.5 mm×15 mm 球囊 3 至 LAD 支架内以 16 ～ 18 atm×6 s 扩张 3 次后撤出。

沿 GW1 送 OptiCross 血管内超声探头至 LAD 远段，由远及近行血管内超声检查，结果显示 LAD 支架膨胀、贴壁良好，残余狭窄小于 20%，多体位造影示局部充分扩张，无残余狭窄，无血栓和夹层等并发症；LAD 远端血流 TIMI 3 级。撤出 GC 等输送系统。

术后给予床旁血滤治疗。患者生命体征稳定，未出现胸痛、喘憋等症状，术后第 3 天复查血常规：RBC 2.23×10^{12}/L，血红蛋白 HGB 72 g/L，HCT 21.9%。生化：BUN 21.4 mmol/L，Cr 705 μmol/L，K^+ 4.0 mmol/L。

病例分析

1. 什么是对比剂诱发的急性肾损伤？怎样预防？

对比剂诱发的急性肾损伤（contrast-induced acute kidney injury，CI-AKI）是指对比剂注射后无其他原因可以解释的肾功能急剧下降，又称对比剂肾病（contrast-induced nephropathy，CIN）。目前临床上常用血管内注射对比剂后 48 ～ 72 小时内出现的血肌酸酐水平较基础值上升 25% 或绝对值升高 0.5 mg/dL（44 μmol/L）以上作为 CIN 的诊断标准。CIN 是目前医源性急性肾功能衰竭的第三位病因，约占 11%。尽管在一般人群中 CIN 的发病率仅为 7% ～ 15%，但若患者合并有慢性肾病（chronic kidney disease，CKD）、心力衰竭和糖尿病等基础疾病，发病率将升高到 25% 以上，住院期间并发症发生率和死亡率也显著增加。水化是目前唯一被公认并写入指南的 CIN 防治手段。

水化减轻对比剂肾损伤的机制主要包括扩充血容量、减低肾小管处对比剂浓度、降低血液黏滞度、降低肾素系统活性、促进对比剂的排泄等。替代疗法可以快速有效地清除体内对比剂，主要包括透析和滤过两种。有研究表明，血液透析可以显著降低严重肾功能不全

［血肌酸酐 ≤ 3.5 mg/dL 或肌酐清除率 ≤ 25 mL/（min · 1.73 m²）］患者中 CIN 的发生率。但透析本身会降低血容量，引起缺血损伤，妨碍肾功能的恢复。相比于透析，连续性静脉 - 静脉血液滤过（continuous venovenous hemofiltration，CVVH）可以更好地保持血流动力学及血容量的稳定。

2. 患者冠状动脉的病变特点和介入治疗中处理策略分析？

此例患者冠脉造影提示 LAD 全程弥漫病变，血管内超声检查（IVUS）提示 LAD 开口至中远段全程内膜钙化，中段多处钙化角度超过 270°。与常规造影从血管壁外侧记录管腔信息不同，IVUS 属于腔内影像技术，可以准确评价管腔面积、钙化弧度、长度、部位，从而为病变处理提供指导。

此例患者行冠状动脉介入治疗过程中应用了旋磨、切割球囊进行了预处理。对于 IVUS 提示钙化弧度大于 270° 且管腔面积较小的浅表钙化，常规球囊扩张效果差，且直接进行球囊扩张通常需要的压力较高，因而冠状动脉夹层等并发症概率明显增加，从而导致各期支架内血栓、支架内再狭窄、TLR 风险增加，直接旋磨有利于减少旋磨前无效球囊扩张，有助于减少术中并发症、减少 MACCE 发生率及 TLR 发生率。

钙化病变因含大量增生的纤维结缔组织，病变较硬则单纯球囊扩张往往难以起效，支架植入即刻可出现明显弹性回缩，导致支架膨胀不全和贴壁不良，增加支架血栓发生率。切割球囊有 3 ~ 4 个锐利和微型金属刀片纵向放射状排列镶嵌于球囊表面，在球囊抽空时刀片被包裹在球囊凹陷内，在球囊扩张过程中，刀片首先显露于球囊，随球囊扩张切开粥样斑块或血管壁内膜，甚至部分中层。之后随球囊的完全打开，血管内膜在刀片切割部位被撕开，使内膜的损伤局限在刀片切割部位，而切口间的内膜则免于牵拉、损伤，形成一个可控性的切割集合模型，避免了因内膜不规则撕裂所造成的血管闭塞，同时减少了血管内膜损伤。切割球囊扩张时将全部扩张压力集中于 3 ～ 4 个极窄的刀刃上，扩张后的血管内膜被纵向切出 3 ～ 4 个平行的锐利切口，可解除血管壁的环匝应力，球囊扩张压和血管弹性回缩率也相应降低。其临床应用中的安全性和有效性已得到验证，可主要应用于开口病变、分叉病变、小血管病变、钙化病变的处理，亦有用于支架内再狭窄的处理报道。

病例点评

此患者诊断为急性非 ST 段抬高心肌梗死，合并肾病综合征、慢性肾功能不全（尿毒症期），PCI 术前予充分准备，纠正贫血，术后予 CRRT 治疗。血管内超声检查（IVUS）可以准确评价管腔面积、钙化弧度、长度、部位，从而为病变处理提供指导。此患者行 PCI 治疗过程中应用了旋磨、切割球囊进行了预处理，使后续支架植入操作顺利完成，取得了较好的效果。

参考文献

1. 刘健，席晓霞，王伟民，等. 冠状动脉旋磨术联合药物洗脱支架置入术治疗冠状动脉严重钙化病变的临床研究. 中国介入心脏病学杂志，2015，23（10）：550-554.

2. YUMOTO K, SASAKI H, AOKI H, et al. Successful treatment of spontaneous coronary artery dissection with cutting balloon angioplasty as evaluated with optical coherence tomography.JACC Cardiovasc Interv，2014，7（7）：817-819.

3. HANG C L, HSIEH B L, WU C J, et al. Six-year clinical follow-up after treatment of diffuse in-stent restenosis with cutting balloon angioplasty followed by intracoronary

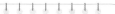
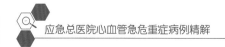

brachytherapy with liquid rhenium-188-filled balloon via transradial approach. Circ J, 2011, 75（1）：113-120.

4. 吴志勇，王梦洪，张学洪，等. 冠状动脉旋磨术在高危钙化病变中应用的单中心经验. 介入放射学杂志，2016，25（3）：197-201.

5. ABELLÁS-SEQUEIROS R A，RAPOSEIRAS-ROUBÍN S，ABU-ASSI E，et al. Mehran contrast nephropathy risk score：Is it still useful 10 years later? J Cardiol，2016，67（3）：262-267.

6. ABOUZEID S，MOSBAH O. Evaluation of different sodium bicarbonate regimens for the prevention of contrast medium-induced nephropathy. Electron Physician，2016，8（2）：1973-1977.

（毛 雯 病例提供）

病例5　急性广泛前壁心肌梗死、室颤、心肺复苏

病历摘要

【基本信息】

患者，男性，55 岁。主因"突发胸痛 5 小时"入院。

现病史：患者 5 小时前无明显诱因出现心前区痛，伴大汗，自服一片止痛片后未缓解，遂来我院急诊。心电图示：Ⅰ、aVL、V1～V6 导联 ST 段呈弓背向上抬高，考虑"急性广泛前壁心肌梗死"，即刻给予肠溶阿司匹林 300 mg、氯吡格雷 75 mg 口服抗血小板治疗。患者入院后 5 分钟开始出现室颤，先后予利多卡因、胺碘酮及电除颤转复，气管插管接有创呼吸机辅助呼吸，胸外按压，多巴胺、肾上腺素、艾司洛尔静脉推注及静脉滴注，偶有窦性心律恢复，但持续时间较短，给予持续胸外心脏按压及多次除颤，在历时达 2.5 小时抢救后，患者转复窦性心律，行床旁主动脉球囊反搏术（IABP），设定心电触发，反搏比 1∶1，后转至心内科 CCU 监护治疗。

既往史：患者既往有高血压病史 10 年，2 型糖尿病病史 5 年。

【体格检查】

急诊查血常规：白细胞 27.3×10⁹/L，中性粒细胞值 18.52×10⁹/L；急诊生化：LDH 669 U/L，CK-MB 26 U/L，血钾 3.36 mmol/L；心梗三项：cTnI 0.10 ng/mL，Myo＞900 ng/mL，NT-proBNP 99 pg/mL。

入住 CCU 时查体：体温 37.8 ℃，血压 95/65 mmHg。神志不清，

无颈静脉怒张,双下肺可闻及少量湿性啰音。心界不大,心率62次/分,心律齐,可闻及 S3,双下肢不肿,余体征阴性。

【诊断】

冠状动脉粥样硬化性心脏病、急性广泛前壁心肌梗死、心律失常:心室颤动、心功能 IV 级(Killip 分级)、心肺复苏术后、高血压病 2 级(很高危)、2 型糖尿病、高脂血症。

【治疗经过】

患者入住 CCU 后又再次出现反复室颤,继续给予电除颤、心肺复苏,考虑室颤为心肌梗死后电风暴,给予艾司洛尔静脉滴注,并补充钾、镁,脑复苏方面给予冰帽及醒脑静静脉滴注。在长达 5 小时的心肺复苏后,患者心脏节律恢复窦性心律,未再出现室颤,但考虑多次除颤、复苏时间较长为溶栓相对禁忌,且生命体征仍不平稳,随时可能再次发生恶性室性心律失常,介入治疗风险大,故暂时药物治疗。

患者入院后 3 天心肌酶符合心肌梗死动态变化,给予西洛他唑、硫酸氢氯吡格雷片抗血小板,他汀调脂稳定斑块,肝素抗凝,患者因心源性休克导致肾前性肾功能不全,肌酐最高升至 240 μmol/L,BUN 18.2 mmol/L,且复苏并发重度肺部感染(图 5-1),反复查痰培养均为鲍曼不动杆菌、耐甲氧西林金葡菌(MRSA),给予头孢哌酮钠舒巴坦钠、亚胺培南酮他丁钠、利奈唑胺联合抗感染。患者病情逐渐改善,于发病第 4 天撤出 IABP,白细胞逐渐下降,肾功能基本恢复至正常,查心脏彩超:左房左室不大,左室射血分数 60%,室间隔及左室后壁厚度正常,回声及运动未见明显异常,二尖瓣轻度反流,左室舒张功能减低。于发病第十天行经皮冠状动脉介入治疗,术中冠状动脉造影显示左前降支近中段 50% ~ 70% 狭窄(图 5-2A),

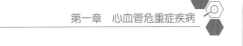

置入 2 枚支架（图 5-2B），术后西洛他唑、阿司匹林、硫酸氢氯吡格雷三联抗血小板四天，改为阿司匹林、硫酸氢氯吡格雷双联抗血小板，及单硝酸异山梨酯扩冠、阿托伐他汀调脂、美托洛尔降低心室率、改善心室重构及预后，并加强血糖控制，患者病情好转出院。

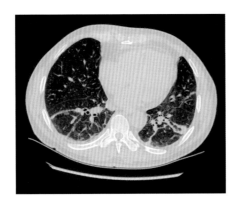

图 5-1　肺部 CT

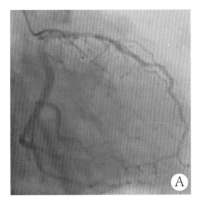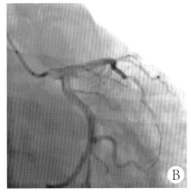

A：左前降支近中段狭窄 50% ~ 70%；B：左前降支近中段置入支架后。

图 5-2　术中冠状动脉造影

【随访】

患者出院后坚持我科门诊随访，每半年复查肾功能均正常，两年后复查冠脉 CT：左前降支支架内造影剂充盈良好，未见狭窄血栓，支架近端 30% 局限狭窄；心脏彩超未见室壁运动异常及室壁瘤形成。

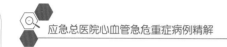
病例分析

1. 冠状动脉粥样硬化性心脏病、急性广泛前壁心肌梗死诊断明确

患者具有高血压、糖尿病等动脉粥样硬化危险因素，本次发病为持续胸痛 5 小时，心电图 I、aVL、V1 ～ V6 导联 ST 段呈弓背向上抬高，入院后心肌酶符合心肌梗死动态变化，故诊断明确。可与急性心包炎、主动脉夹层鉴别：急性心包炎 ST 段呈弓背向下抬高，并常伴有发热，患者虽有白细胞升高，但心电图表现不支持；主动脉夹层疼痛要更为剧烈，一般为撕裂样，伴有血压升高，患者有高血压，但根据症状和心电图可以排除。

2. 心室电风暴（ventricular electrical storm, VES）

又称交感风暴，是心室电活动极度不稳定造成的严重恶性室性心律失常，常可导致心源性猝死。2006 年《室性心律失常的诊疗和 SCD 预防指南》定义 VES 指 24 小时内发生的室性心动过速（室速）和心室纤颤（室颤）2 次伴有血流动力学障碍，需要紧急处理的临床综合征。由于 VES 发病突然，病死率高，预后差，越来越受到临床医生的重视，有研究发现，VES 患者比无 VES 患者死亡风险高 7.4 倍，故明确其病因，对防治猝死有重要意义。

VES 常发生于下列几种情况：①器质性心脏病，如急性冠脉综合征（acute coronary syndrome，ACS）、心肌炎、心肌病，其中 ACS 居多；②非器质性心脏病如长 QT 综合征、Brugada 综合征、特发性室速，与离子通道病变有关；③非心源性疾病，如急性出血性脑卒中、急性呼吸衰竭、急性肾衰竭、急性胰腺炎，推测与低氧血症、急性应激状态引起自主神经功能紊乱、电解质失衡有关；④精神心理性疾病，患者处于极度愤怒、悲痛、恐惧时，机体儿茶酚胺短时间内大量分泌，引起冠状动脉痉挛，从而诱发 VES；⑤ ICD 植入术后。引起 VES 的发病机制，目前认为主要是交感神经过度兴奋，使儿茶酚胺的释放在短时间内升高数十倍甚至上千倍，改变了细胞膜离子通道结构，导致大量 K^+ 外流，Na^+、Ca^{2+} 内流，从而引起反复而顽固的室速和室颤。

心力衰竭和 ACS 发作时，肾上腺素能 β 受体被激活，引起心肌细胞复极离散度增加，从而导致恶性心律失常。其他如电解质紊乱和酸中毒时，导致心肌细胞膜发生电紊乱，也可诱发室速和室颤。该患者 VES 原因考虑：①急性心肌梗死，肾上腺素能 β 受体被激活，引起心肌细胞复极离散度增加；②根据心脏彩超的变化及冠状动脉造影的结果，判断患者急性心肌梗死后血栓自溶、血管再通，再灌注损伤引起的恶性心律失常；③血钾值为正常低限。

病例点评

该例患者冠状动脉粥样硬化性心脏病、急性广泛前壁心肌梗死、心律失常：心室颤动、心功能Ⅳ级（Killip 分级）诊断明确，抢救治疗及时，并且选择了合适的介入治疗时机，患者预后良好，心肾功能都得到了明显改善。该例患者需要注意的是患者急性心肌梗死后出现了严重 VES，VES 是一种非常严重的临床综合征，猝死率极高，应及时发现，紧急处理。发作期重点是电复律，药物治疗首选 β - 受体阻滞剂，次选胺碘酮，必要时配合床旁临时起搏治疗，积极纠正心肌缺血，目的是改善血流动力学障碍。稳定期主要是治疗原发病，包括开通冠状动脉血流。患者复苏后出现了严重肺部感染及肾功能不全，故开通冠状动脉选择在感染控制、肾功能不全改善后，也是最佳时期。

参考文献

1. ZIPES D P，CAMM A J，BORGGREFE M，et al. ACC/AHA/ESC 2006 Guidelines for Management of Patients With Ventricular Arrhythmias and the Prevention of Sudden Cardiac Death：a report of the American College of Cardiology/American Heart Association Task Force and the European Society of Cardiology Committee for Practice Guidelines（writing committee to develop Guidelines for Management of Patients With Ventricular Arrhythmias and the Prevention of Sudden Cardiac Death）：developed in collaboration with the European Heart Rhythm Association and the Heart Rhythm Society. Circulation，2006，114（10）：e385- e484.

2. SESSELBERG H W，MOSS A J，MCNITT S，et al. Ventricular arrhythmia storms in postinfarction patients with implantable defibrillators for primary prevention indications：a MADIT- Ⅱ substudy. Heart Rhythm，2007，4（11）：1395-1402.

3. 尚艳菲，赵玲，齐书英 . 心室电风暴临床特点及治疗策略分析 . 中国循证心血管医学杂志，2017，9（10）：1233-1235.

（王学英 病例提供）

病例 6 急性心梗后心室附壁血栓形成

病历摘要

【基本信息】

患者，女性，60 岁。主因"间断胸痛 2 小时"入院。

现病史：患者 2 小时前运动（做饭）时出现胸痛，为心前区闷痛，范围约 2 个手掌大小，向左侧上肢放射，伴胸闷、喘憋，休息 2 ～ 3 分钟后症状可自行缓解，反复发作 3 次后，胸痛持续不能缓解，急诊行心电图示 V1 ～ V6 导联 ST 段抬高 0.3 ～ 0.4 mV，后患者出现心室颤动，紧急给予患者电除颤后转为窦性心律，患者反复发作室颤，电除颤共 8 次，血压 90/60 mmHg，后 IABP 支持下急诊行 PCI 治疗，造影示：前降支近段完全闭塞，开通前降支后植入支架 1 枚，术后收入 CCU 继续治疗。

既往史：高血压病史 6 年，血压最高 210/？ mmHg，目前口服"厄贝沙坦"药物治疗，未规律监测血压。2 型糖尿病病史 6 年，空腹血糖最高 10 mmol/L，目前口服格列喹酮、二甲双胍药物治疗，未规律监测血糖。高脂血症病史 1 年，反流性食管炎病史多年。

【体格检查】

血压 112/72 mmHg。神志清，自主体位，未见颈静脉怒张。双肺呼吸音清，未闻及湿性啰音。心界不大，心率 112 次 / 分，心律齐，各瓣膜听诊区未闻及明显杂音、附加音及心包摩擦音。腹部平坦，无压痛、反跳痛，肝脾肋下未触及，肠鸣音 4 次 / 分。双下肢无水肿，生理反射对称存在，病理反射未引出。

【辅助检查】

入院心电图：窦性心动过速，V1 ~ V6 导联 ST 段抬高 0.3 ~ 0.4 mV。

超声心动图：LA 28 mm，LVDd 41 mm，符合广泛前壁心肌梗死超声表现，室间隔及左室前壁心肌变薄，运动减低至消失，左心尖圆隆，运动减低，附壁似可见中断回声，血栓不除外，主动脉瓣反流（轻度），二尖瓣反流（轻度），左心功能减低，LVEF 39%。

生化检查：血钾 3.64 mmol/L，cTnI 及 BNP 均正常。

【诊断】

冠状动脉粥样硬化性心脏病，急性广泛前壁心肌梗死，心功能Ⅳ级（Killip 分级）心源性休克，心律失常 - 心室颤动；高血压 3 级（很高危）；2 型糖尿病；高脂血症；左心室可疑附壁血栓形成。

【治疗经过】

（1）急诊冠脉造影

三支病变，前降支完全闭塞（图 6-1）；回旋支远段节段狭窄 60%；右冠脉近段弥漫狭窄 50%；前降支开通后植入支架 1 枚（图 6-2）。IABP 支持血压；多巴胺升压；盐酸替罗非班氯化钠静脉滴注 24 小时后给予低分子肝素抗凝，治疗 3 天后停用；心电图：窦性心律，V1 ~ V6 导联 ST 段回落超过 50%，仍抬高 0.1 ~ 0.2 mV。

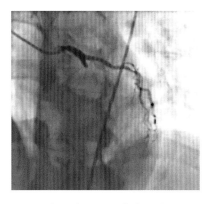 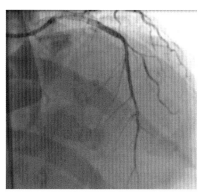

图 6-1 左冠脉 PCI 术前造影结果　　图 6-2 左冠脉 PCI 术后造影结果

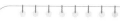

（2）用药方案

阿司匹林 100 mg，每日 1 次；替格瑞洛 90 mg，每日 2 次；阿托伐他汀 20 mg，每日 1 次；曲美他嗪 20 mg，每日 3 次；单硝酸异山梨酯 20 mg，每日 3 次；血流动力学稳定后美托洛尔 12.5 mg，每日 2 次；贝那普利 10 mg，每日 1 次；呋塞米 20 mg，每日 1 次；皮下注射胰岛素。

（3）入院后查血气分析

pH 7.53, PO_2 56 mmHg, PCO_2 33 mmHg, SO_2 91%, BE -1.1mmol/L，乳酸 4.0 mmol/L，HCO_3^- 21.4 mmol/L，提示 I 型呼吸衰竭，给予无创呼吸机辅助通气治疗。

（4）生化检查

发病 12 小时后 cTnI > 32 ng/mL, Myo > 800 ng/mL, CK-MB > 80 ng/mL，均明显升高；NT-proBNP 706 pg/mL。血钾 3.40 mmol/L，提示低钾血症，给予补钾治疗；血凝：PT 15.2 s, INR 1.21, FIB 213 mg/dL, APTT 177.1 s, D-二聚体 1.61 μg/mL，提示凝血功能障碍，考虑与患者术中应用肝素有关；尿常规：GLU（＋＋），Ket（＋），补液控制血糖，灭酮治疗。

（5）术后情况

术后第 3 天血压稳定，拔除 IABP。患者心梗急性期出现双侧胸腔积液，存在心功能不全，给予胸腔穿刺引流、利尿、强心治疗，胸腔积液逐渐减少。

（6）入院后第四天超声心动

符合广泛前壁心肌梗死超声表现，室间隔及左室前壁心肌变薄，运动减低至消失，左心尖圆隆，运动减低，附壁似可见中断回声，附壁血栓不除外，主动脉瓣反流（轻度），二尖瓣反流（轻度），左心功能减低，LVEF39%。患者 GRACE 评分 170 分，为院内死亡风险高危患者；CRUSADE 出血风险评分 54 分，为出血风险极高危患者，未给予华法林抗凝。继续双抗及低分子肝素钙抗凝。

入院 2 周后复查超声心动提示心功能降低，左心室有附壁血栓形成，1.97 cm×1.59 cm，较前增大，因此调整治疗方案，给予氯吡格雷（国产泰嘉）75 mg，每日 1 次；同时给予华法林口服抗凝。治疗过程中出现比较大量鼻出血及便潜血阳性，血色素降至 6.5 g/dL，给予输注悬浮红细胞 2 单位，给予泮托拉唑静脉滴注，密切监测出凝血功能，调整华法林用量。

（7）患者治疗 40 余天后复查超声心动

附壁血栓消失。考虑患者心梗后缺血性心肌病，心脏扩大、室壁瘤形成，心功能明显降低，为血栓形成高危，继续给予华法林口服，病情稳定出院，2 个月后门诊再次复查超声心动：心功能好转，LVEF 44%，附壁血栓消失。停用华法林，继续口服氯吡格雷（国产泰嘉）75mg，每日 1 次，阿司匹林 100 mg，每日 1 次，双抗治疗及冠心病二级预防治疗。

病例分析

患者明确诊断为急性广泛前壁心肌梗死，由于心肌梗死面积大，发病过程凶险，存在恶性心律失常，反复出现心室颤动，除颤次数达 8 次，休克状态，IABP 支持下行急诊介入治疗，开通前降支近段闭塞病变。患者血运重建后面临着大面积心肌坏死及心肌顿抑，室壁瘤形成，心功能明显降低，从而形成心室附壁血栓，处理不及时随时有脑栓塞风险。《华法林抗凝治疗的中国专家共识》推荐对于前壁心肌梗死伴左心室血栓或左心室血栓高危（LVEF < 40%，心尖

前壁运动异常）患者使用华法林联合抗血小板药物治疗。该患者氯吡格雷抗血小板联合华法林抗凝后出现多次鼻腔出血及消化道出血，血色素降低至 6.5 g/dL，物理填塞鼻腔止血后，静脉滴注 PPI 保护胃黏膜、输注悬浮红细胞后，出血逐渐停止。口服华法林过程中，INR 波动比较大，治疗过程中出现很多矛盾之处，抗栓及抗凝药物选择及随时调整剂量。术后 40 天复查超声心动显示心功能好转，附壁血栓消失，发病后 3 个月，患者情况稳定，附壁血栓未再出现，考虑患者支架术后，心功能明显好转，栓塞风险降低，因此停用华法林，继续双联抗血小板治疗，至今恢复良好。大面积心肌梗死后并发症大胆又谨慎处理，对于患者术后恢复起着至关重要的作用。

📋 病例点评

左心室血栓（left ventricular thrombus，LVT）的发生机理目前尚未明确，研究较多的主要有心肌损伤、血流动力学异常、全身血液高凝状态这三种推测。LVT 常发生在左心室心尖部，是急性心肌梗死严重并发症之一，尤其在前壁心肌梗死中的发生率更高。LVT 的结局主要有血栓消失、机化与钙化、心栓子脱落、LVT 再形成等。以栓子脱落最为凶险，主要可使体循环动脉栓塞，可引起脑、脾和肾等重要脏器功能障碍及肢体功能障碍而产生严重后果。AMI 合并 LVT 的栓塞率约为 20%，形成的患者病死率较高。特别是 AMI 的前 48 小时内。很多研究也表明，早期抗凝治疗在血栓病程中起重要作用，治疗目标是安全抗凝同时防止 LVT 复发和栓子脱落引起系统栓塞的风险。抗凝治疗是 LVT 贯穿始末的主要措施。欧洲心脏病学会（European Society of Cardiology，ESC）2012 年对于急性 ST 段抬高心肌梗死的治疗指南中提及，对于存在 LVT 的 AMI 患者，华法林抗凝联合双联抗血小板治疗至少持续 3 个月，建议在 AMI 6 个月或者影像学证据表明血栓消失，心尖功能恢复后停止抗凝。该患者常规的华法林和肝素抗凝、抗栓效果比较好，尤其该患者抗凝 40 天复查附壁血栓已消失，考虑患者心功能差，室壁瘤形成，考虑为高危 LVT 患者，根据指南继续抗凝 3 个月，心功能也明显恢复，血栓形成风险明显减低，才停用华法林，继续双抗治疗。患者也未再出现 LVT。对于急性前壁心肌梗死患者密切监测心脏结构及功能变化，密切监测血栓形成情况，及时发现，及早抗凝，对于血栓消失、预防出现系统栓塞非常重要，可降低患者致残及致死率。除常规的华法林和肝素抗凝外，Margulescu 等在 1 例病例报道提到 LVT 患者使用肝素和华法林治疗 7 天无效后改用活化部分凝血酶时间检测下使用来匹芦定，1 周后血栓完全消失，因此对于肝素或其他抗凝药物治疗反应差时，可以使用直接凝血酶抑制剂来匹芦定治疗 LVT，从而避免 LVT 复发、系统栓塞和高风险的手术。如何选择最合适有效治疗 LVT 的方案尚需要大规模、多中心前瞻性的临床随机对照试验来指导。该患者大面积急性心肌梗死，发生恶性心律失常、心源性休克、心功能不全、室壁瘤形成、附壁血栓形成，病程凶险，经过及时的心肺复苏、改善血流动力学状态、改善心功能、冠脉血运重建、抗凝、抗栓等治疗，患者恢复良好。

参考文献

1. 中华医学会心血管病学分会，中国老年学学会心脑血管病专业委员会 . 华法林抗凝治疗的中国专家共识 . 中华内科杂志，2013，52（1）：76-82.

2. VAN DANTZIG J M，DELEMARRE B J，BOT H，et al. Left ventricular thrombus in acute myocardial infarction. Eur Heart J，1996，17（11）：1640-1645.

3. VISSER C A，KAN G，MEITZER R S，et al. Embolic potential of left ventricular

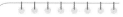
thrombus after myocardial infarction：a two-dimensional echocardiographic study of 119 patients. J Am Coll Cardiol，1985，5（6）：1276-1280.

4. TASK FORCE ON THE MANAGEMENT OF ST-SEGMENT ELEVATION ACUTE MYOCARDIAL INFARCTION OF THE EUROPEAN SOCIETY OF CARDIOLOGY （ESC），STEG P G，JAMES S K，et aI. ESC Guidelines for the management of acute myocardial infarction in patients presenting with ST-segment elevation. Eur Heart J，2012，33（20）：2569-2619.

5. MARGNIESCN A D，FRASER A G. Resolution of left ventricular thrombus with lepirudin after failed treatment with heparin. Am J Emerg Med，2012，30（6）：e1013-e1015.

（孙淑兰　病例提供）

病例 7　缺血心肌病合并尿毒症多浆膜腔积液 PCI 治疗

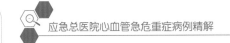 **病历摘要**

【基本信息】

患者，男性，44 岁。主因"间断胸闷、憋气 2 周"收入院。

现病史：2 周前患者出现胸闷气短，伴有憋气，活动后明显，无胸痛，无咳嗽咳痰，憋气与体位无关，就诊于北京某医院并行心脏彩超检查（2017 年 4 月 11 日）提示：全心增大，左室壁运动普遍减低，主动脉瓣反流（轻度），二尖瓣反流（中度），三尖瓣反流（中度），肺动脉高压（轻度），左心功能减低，EF 38%。予口服单硝酸异山梨酯、阿司匹林、美托洛尔等药物治疗，症状无明显缓解，于 2018 年 4 月 14 日北京某医院行心脏 CTA 示 LAD 中段局限性狭窄＜50%，LCX 中段狭窄 50% ～ 75%。现患者为进一步诊治收入院。

既往史：发现多囊肾 10 余年，血肌酐升高 5 年，2 年前诊断为慢性肾功能衰竭（尿毒症期）、肾性贫血，右颈内静脉置管术 1 个月，高血压病史 20 余年，最高达 150/90 mmHg，未药物治疗。2 个月前因发热诊断为肺炎、导管相关性感染，同时不除外肾周感染，抗炎治疗后体温正常。

【体格检查】

血压 134/98 mmHg。神志清，精神可，贫血貌，睑结膜苍白，听诊双肺呼吸音粗，未闻及干、湿性啰音。心率 88 次 / 分，心律齐，

二、三尖瓣可闻及 2/6 级收缩期吹风样杂音，腹软，无压痛、反跳痛，肠鸣音正常，腹部膨隆，可触及增大不规则肝肾，触之韧，无压痛，脾未触及，双下肢无水肿，四肢肌力、肌张力正常，双巴氏征未引出。左上肢可见内瘘手术切口瘢痕。

【辅助检查】

ECG：窦性心动过速，T 波低平或倒置（图 7-1）。颈部血管超声：双侧颈动脉内中膜增厚并右侧多发斑块形成。血气分析示：pH 7.51，PCO_2 31.4 mmHg，PO_2 75 mmHg；心肌标志物示：Myo > 400 ng/mL，NT-proBNP > 35000 ng/mL。血常规：WBC 5.9×10^9/L，RBC 3.34×10^{12}/L，HGB 103 g/L，PLT 139×10^9/L。肾功能：Cr 497 μmol/L，尿常规：PRO（＋＋＋），BLD（±）。HCY 24.85 μmol/L，肝功能、血沉、甲状腺功能、血钾、糖化血红蛋白、凝血、便常规大致正常。超声心动图：LVEF 36%，左室壁运动普遍减低，以左室前壁为著，全心扩大，左心为著，左室肥厚，升主动脉增宽，二、三尖瓣反流（重度），肺动脉高压（轻度），左心功能减低，心包积液（少量）。胸部 X 线片正位：右肺感染渗出可能，较前无著变。双下肢血管超声：双下肢动脉硬化斑块形成，双下肢深静脉血流通畅。腹部超声：多囊肝，双侧多囊肾，腹腔积液，双侧胸腔积液。

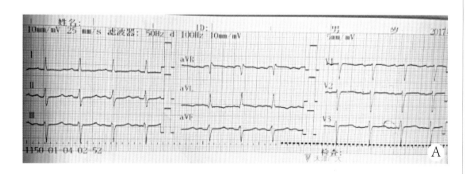

53

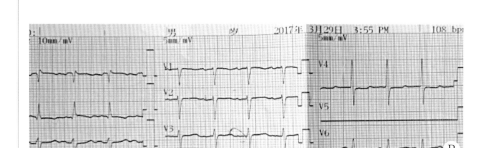

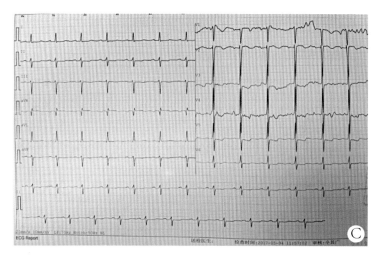

图 7-1 患者入院时心电图检查，可见 ST-T 改变（2017 年 3 月 29 日）

【诊断】

喘憋原因待查 冠状动脉粥样硬化性心脏病？心功能Ⅲ级（NYHA 分级），慢性肾功能衰竭（尿毒症期），多囊肾，肾性贫血，左前臂动静脉内瘘成形术后 内瘘功能不良， 高血压病 1 级（高危组），多囊肝。

【治疗经过】

入院后给予双联抗血小板治疗（阿司匹林、氯吡格雷）、瑞舒伐他汀调脂，单硝酸异山梨酯扩冠，美托洛尔片控制心率、地高辛强心改善循环等治疗，患者贫血，给予促红素、透析、氯沙坦钾降压等治疗。并于 2017 年 5 月 4 日行冠脉造影及 PCI 治疗：冠脉造影

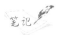

检查提示双支病变，LAD 中段狭窄 80% ~ 90%，LCX 近中段 90% 弥漫性狭窄，血流 TIMI 3 级，于 LCX 植入 2 枚支架，术中冠脉内注射盐酸替罗非班氯化钠抗栓。2017 年 5 月 11 日行第二次 PCI 治疗（图 7-2），并于 LAD 植入支架 1 枚。

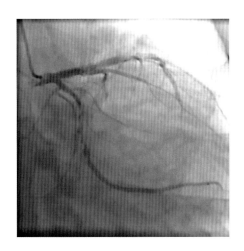

图 7-2 患者冠脉造影检查

【随访】

术后无不适主诉，半年后复查 ECG 提示 I 度房室传导阻滞，T 波低平。未诉特殊不适。

病例分析

多浆膜腔积液病因复杂，是一种常见的临床现象。胸膜腔、心包腔、腹腔是人体三大浆膜腔，患者在疾病过程中同时或相继出现胸腔积液、腹水及心包积液者称为多浆膜腔积液。最常见病因为恶性肿瘤（31.3%），其次为结缔组织疾病、结核、肝硬化、心功能不全等。恶性肿瘤导致胸腔积液合并腹水，原发肿瘤多来自卵巢、肝脏及其他消化器官，此时肺癌的可能性很小。结核性积液多见于胸

笔记

腔积液合并腹水及胸腔积液合并心包积液的病例。肝硬化几乎仅见于胸腔积液合并腹水的病例。结缔组织疾病在上述 4 种多浆膜腔积液的组合中都比较常见。

主要机制有以下几方面：①感染病原体直接扩散，侵犯浆膜；②机体变态反应所致浆液渗出；③淋巴回流障碍；④感染病原通过淋巴或血液播散至浆膜。常见病因有结核、肿瘤、风湿（自身免疫性疾病）、肝硬化、肾病综合征、肾功能衰竭、感染、心力衰竭、甲状腺功能减退等。其中心力衰竭所占比例在 1.5% ～ 16.7%。有研究显示心源性多浆膜腔积液的形成与心功能低下密切相关。但心功能受损程度不是决定积液的浆膜腔数量及腔内积液量的唯一因素，心力衰竭合并低蛋白血症则是加重多浆膜腔积液的重要因素，血浆蛋白越低越容易发生三个浆膜腔以上积液。尤其在低蛋白血症和白球比例倒置时更加明显。当心力衰竭患者白蛋白降低至 3.5 g 以下时或白球比低至 1.4 以下时应注意。纠正心力衰竭同时纠正低蛋白血症，促进浆膜腔积液吸收。

📋 病例点评

心力衰竭合并感染是诱发和加重多浆膜腔积液的另一重要原因，尤其是肺部感染，很容易诱发双侧胸腔积液，进而发展成多浆膜腔积液。肾功能情况可能不是心力衰竭患者浆膜腔积液的主要原因。考虑该患者多浆膜腔积液因心肌缺血、心功能不全、肾功能不全引起，故治疗重点集中在改善患者心脏缺血方面，配合透析及综合治疗后，症状明显改善，证明了治疗方案的正确性。

笔记

参考文献

1. 李荣成.心源性多浆膜腔积液及其相关因素的对比分析.安徽医药, 2010, 14(9):
1062-1064.

（王丽娟 病例提供）

笔记

病例 8 急性心肌梗死 PCI 术后并发上消化道出血

病历摘要

【基本信息】

患者，男性，59岁。主因"间断胸痛1天，加重2小时"入院。

现病史：患者1天前无诱因出现胸痛，位于心前区，呈闷痛，伴有大汗，无放射痛，每次持续约20分钟后可逐渐缓解，上午共发作4次，就诊于我院急诊。行心电图示窦性心律，V3～V6导联ST段压低0.05～0.1 mV，检查心梗三项cTnI 0.04 ng/mL轻度升高，诊断为急性冠脉综合征，给予扩冠、改善循环等药物治疗，患者胸痛明显缓解，患者拒绝进一步诊治，自行回家。2小时前患者无明显诱因再发胸痛，部位、性质及伴随症状同前，持续30分钟不能缓解，遂再次就诊于我院急诊，行心电图同前，查cTnI明显升高，考虑急性非ST段抬高心肌梗死，收入CCU监护治疗。

既往史：高脂血症、胆囊结石、肾结石碎石术后、肾囊肿。

个人史：吸烟40余年，20支/日。

【体格检查】

体温36℃，血压135/69 mmHg，心率75次/分，呼吸20次/分。神志清，肺部（－），心脏（－），腹部（－），双下肢不肿。

【诊断】

冠状动脉粥样硬化性心脏病，急性非ST段抬高心肌梗死，心功能Ⅰ级（Killip分级），高脂血症，胆囊结石，肾结石，肾囊肿。

【治疗经过】

（1）入院后检查

血常规：WBC 17.2×10^9/L，RBC 3.34×10^{12}/L，HGB 99 g/L，HCT 28.9%，PLT 238×10^9/L。心梗三项：cTnI 1.86 ng/mL，Myo 400 ng/mL，CK-MB 61.45 ng/mL，NT-proBNP 30 pg/mL，肾功能：Cr 101 μmol/L，UA 565 μmol/L。心电图检查提示：窦性心律，未见明显异常。入院当天给予阿司匹林300 mg、氯吡格雷300 mg，口服。

（2）冠脉造影及手术

患者平卧位，常规消毒后铺巾，以右侧桡动脉作为穿刺路径。2%利多卡因麻醉满意后成功穿刺桡动脉并置6F血管鞘，注射肝素3000 U，以5FJMP造影导管先后行左右冠脉造影（图8-1），结果显示三支病变，前降支（LAD）开口－近段50%～60%节段性狭窄，远段60%～70%节段性狭窄，OM1中段50%节段性狭窄，右冠脉近中段

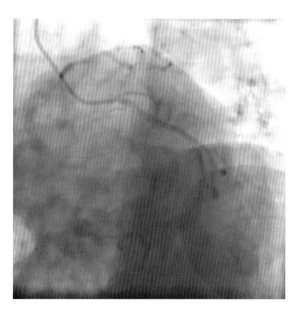

图8-1 PCI检查（2015年6月23日）

95% 弥漫性狭窄。决定干预 RCA。追加肝素 1000 U 后将 6FJR4.0 导引导管（GC）置于右冠脉开口，给予盐酸替罗非班氯化钠 15mL 冠脉内注射。经 GC 将 Runthrough 导引导丝（GW1）置于 RCA 远端，沿 GW1 送乐普 2.0 mm×16 mm（球囊 1）于病灶以 8 atm×6 s 扩张 2 次后撤出，沿 GW1 送 resolute 2.5 mm×29 mm（支架 1）充分覆盖 RCA 近中病变，对位准确后以 14 atm×8 s 释放后撤出，沿 GW1 送 Springter 2.5 mm×12 mm 球囊 2 至支架内时不能通过病变，故更换为 Springter 2.5 mm×9 mm 球囊 3 至 RCA 支架内，以 14 ～ 16 atm×6 s 后扩张 3 次后撤出。多体位造影示支架充分扩张，无残余狭窄或并发症。撤出 GC 等输送系统。

（3）手术后情况

术后给予盐酸替罗非班氯化钠（100 mL，5 mg）以 14 mL/h 持续输注 24 小时。药物治疗：那曲肝素钙注射液 0.6 mL，皮下注射，每 12 小时 1 次，阿司匹林 100 mg（每日 1 次）、氯吡格雷 75 mg（每日 1 次）双联抗血小板，瑞舒伐他汀 10 mg（每日晚上），美托洛尔 12.5 mg（每日 2 次），苯溴马隆 50 mg（每日 1 次）、前列地尔、磷酸肌酸钠等药物。

PCI 术后患者偶有胸闷，考虑与 LAD 病变有关，准备择期行 PCI 处理 LAD，继续药物治疗。

术后第 7 天患者诉乏力，测血压 137/72 mmHg，心率 108 次 / 分。20 分钟后排柏油样便 400 mL，血压 109/55 mmHg，心率 113 次 / 分。患者神志清，精神弱，贫血貌，上腹部轻压痛，无明显反跳痛、肌紧张，移动性浊音（－），听诊肠鸣音亢进。

急查血常规：WBC $21.1×10^9$/L，RBC $1.90×10^{12}$/L，HGB 57 g/L，HCT 16.7%，PLT $286×10^9$/L。 生 化：BUN 19.1 mmol/L，Cr 126.6

笔记

μmol/L。考虑患者出现上消化道大出血，复查心电图提示：窦性心律，Ⅰ、Ⅱ、aVL、V2 ～ V6 导联 ST 段压低 0.05 ～ 0.2 mV。立即予禁食水、暂停抗血小板及抗凝药物、晶体及胶体补液扩容，奥美拉唑及凝血酶抑酸止血，静脉输注红细胞 4 U，其后患者未再排便，当日输血完毕后复查血常规：WBC 24.8×10^9/L，RBC 2.27×10^{12}/L，HGB 67 g/L，HCT 19.6%，PLT 269×10^9/L。

患者于次日凌晨 5：00 突发胸痛，位于胸骨后，呈闷痛，程度较剧烈。心电监护示窦性心律，心率 110 次 / 分，血压 121/56 mmHg，血氧饱和度 100%。心电图示窦性心动过速，一度房室传导阻滞，左后分支传导阻滞，完全性右束支传导阻滞，ST-T 改变。心梗三项：cTnI 2.18 ng/mL，Myo ＞ 400 ng/mL，CK-MB ＞ 80 ng/mL，考虑再发急性心肌梗死。给予硝酸甘油 0.5 mg 含服，患者于 5：03 突发意识丧失，呼吸心脏骤停，立即给予持续胸外按压，简易呼吸器辅助呼吸，急行气管插管，接有创呼吸机辅助通气，并予多巴胺、肾上腺素、阿托品、去甲肾上腺素、5% 碳酸氢钠 250 mL 等药物抢救，效果不佳，于 6：20 宣布临床死亡。

🖎 病例分析

1. 患者的死亡原因是什么？诱发和加重因素是什么？

患者的死亡原因是再发急性心肌梗死，诱发和加重因素是上消化道大出血。上消化道大出血病因应考虑以下疾病：①消化性溃疡：患者家属补充病史，既往常有进食后上腹不适症状；②应激性溃疡；③急性胃黏膜病变。出血的诱因有两点：①应激因素；②围术期的强化抗栓治疗。

2. 如何评估急性心肌梗死患者的出血风险？其优势和局限性是什么？

心血管内科医生常用CRUSADE出血风险评分来评估急性心肌梗死患者的出血风险，该评分系统是由ESC 2011年NSTE-ACS指南首次推荐，主要预测因子包括：基线红细胞压积、肌酐清除率、心率、性别、心力衰竭、既往血管性疾病，糖尿病，收缩压，通过各项分值相加计算总分，将出血风险分为很低危、低危、中危、高危、很高危。该评分优势在于操作简单易行，局限性在于评分为中低危的患者仍有潜在出血风险，例如本病例患者CRUSADE评分为26分，为低危患者，仍发生消化道大出血。因为此评分系统未纳入既往消化系统疾病和其他出血性疾病、既往或现有消化系统症状等。

3. 抗血小板药物引起消化道损伤和出血的机制是什么？如何评估出血风险和预防出血？

2012年《抗血小板药物消化道损伤的预防和治疗中国专家共识》中指出，阿司匹林引起消化道损伤的机制包括：①局部作用，对消化道黏膜有直接刺激作用，在胃内崩解使白三烯等细胞毒性物质释放增多。②全身作用，阿司匹林可使环氧化酶（COX）活性中心的丝氨酸乙酰化，抑制胃黏膜的COX-1和COX-2活性，导致前列腺素（PG）生成减少。PG主要调控胃肠道血流和黏膜的功能。ADP受体抑制剂并不直接损伤消化道黏膜，但可抑制血小板衍生的生长因子和血小板释放的血管内皮生长因子，从而阻碍新生血管生成和影响溃疡愈合。需长期抗血小板治疗的人群应评估消化道出血风险，根据以下流程（图8-2）给予PPI、H_2RA和根除HP治疗。

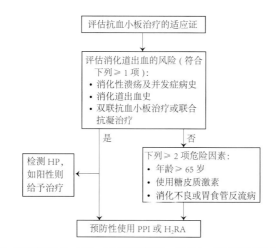

HP：幽门螺杆菌；PPI：质子泵抑制剂；H₂RA：H2受体拮抗剂。

图 8-2　评估消化道出血风险流程

病例点评

如何平衡抗栓治疗的效果和出血风险是心内科医生永恒的话题，此病例中患者 CRUSADE 评分仅为 26 分，为出血风险低危患者，但其在强化抗栓治疗过程中仍发生消化道大出血，这从一个侧面反映了此评分系统的局限性。消化道出血风险的评估还应包括消化性溃疡等病史，消化不良症状、HP 阳性等多种危险因素的评估，并在治疗过程中给予 PPI 等药物预防，同时密切监测出血征象，在发挥治疗作用的同时将出血风险降到最低。

参考文献

1. 抗血小板药物消化道损伤的预防和治疗中国专家共识（2012 更新版）. 中华内科杂志，2013，52（3）：264-270.

2. 栾好波. 非甾体类抗炎药物对胃肠道损伤机制及预防. 齐鲁药事，2007，26：297-299.

3. 姜宗丹，张振玉，汪志兵，等. 氯吡格雷对人胃黏膜上皮细胞损伤机制的研究. 中华消化杂志，2011，31：724-728.

4. SHALEV A，ZAHGER D，NOVACK V，et al. Incidence， predictors and outcome of upper gastrointestinal bleeding in patients with acute coronary syndromes. Int J Cardiol，2012，157（3）：386-390.

（毛 雯 病例提供）

病例 9 急性心肌梗死行心肺复苏及急诊 PCI 术后寒战高热

病历摘要

【基本信息】

患者，男性，50 岁。主因"发作性胸痛 2 年余，加重 1 小时"于 2015 年 8 月 1 日由急诊收入院。

现病史：患者 2 年前无明显诱因出现持续性心前区闷痛，伴烧灼感及咽部紧缩感、大汗，于我院诊断急性下壁、正后壁心肌梗死，行急诊冠脉造影示三支病变，前降支（LAD）近段弥漫狭窄 80%，LAD 远段局限狭窄 60%，回旋支（LCX）远段弥漫狭窄 60% ~ 70%，第 1 钝缘支（OM1）远段节段狭窄 80%，右冠状动脉（RCA）近段 100% 闭塞，TIMI 0 级，于 RCA 植入支架 2 枚，术后给予强化抗血小板、抗凝、调脂、扩冠等治疗，出院后未规律进行冠心病二级预防治疗，无明显胸闷、胸痛发作。1 小时前（7 月 31 日 23：03）患者于外地旅游返回途中突感胸痛、胸骨后烧灼感，伴心悸，无恶心、呕吐，无意识障碍及咯血，自行服用硝酸甘油及速效救心丸后，症状持续不缓解，遂来我院急诊。行心电图检查时突发室颤（图 9-1），呼吸心搏骤停，血压测不到，立即予胸外按压、开放气道、气管插管，患者躁动，给予咪达唑仑 5 mg 静脉推注，23：34 恢复窦律，但患者反复出现室颤 – 室速 – 室颤，交替发作，给予体外双相非同步电除颤 40 余次，多次静脉推注肾上腺素 1 mg、静脉推注及静脉滴注多巴胺、静脉推注 3 次胺碘酮并静脉滴注，静脉推注及静滴注艾司洛尔，以及静脉滴注碳酸氢钠、醒脑静及甘露醇等药物，1小时后（8月1日0：04），患者心律恢复为窦性心律（图 9-2），血压 120 ～ 140/70 ～ 82 mmHg，意识仍未恢复。急诊心电图示窦性心动过速，Ⅱ、Ⅲ、aVF 导联 ST 段弓背上抬 0.5 ～ 0.7 mV，V3 ～ V6 导联 ST 段抬高 0.1 ～ 0.3 mV，V3R ～ V5R ST 段抬高 0.15 ～ 0.2 mV，右束支传导阻滞，诊断急性下壁、前侧壁、右室心肌梗死。

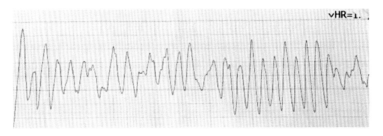

图 9-1 急诊心电图（2015 年 7 月 31 日 23：03）

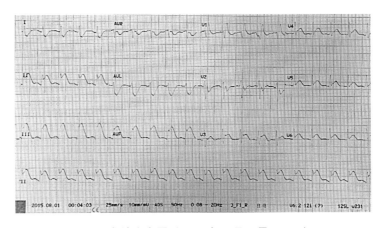

图 9-2 急诊心电图（2015 年 8 月 1 日 0：04）

既往史：高血压病史 5 年，最高血压 160/100 mmHg，口服氨氯地平 5mg/ 日；2 型糖尿病史 4 年，近 1 年来未服药，血糖情况不详，高脂血症 4 年，一直服用阿托伐他汀 20 mg/d。否认肝炎、结核病等。刚从青海返京，吸烟 30 年，约 20 支 / 日，已戒；饮酒 20 年，约 250 g/d，已戒。否认早发心血管病家族史。

【体格检查】

查体（急诊 CPR 后）：神志不清，Glascow 评分 3 分，血压 123/89 mmHg，SpO_2 89%，颈静脉无充盈及怒张，双肺未闻及干、湿性啰音，心界不大，心率 123 次 / 分，心律齐，各瓣膜区未闻及病理性杂音，腹软，肝脾肋下未触及，双下肢无水肿。

【辅助检查】

血常规：WBC 22×10^9/L，N% 50.1%；心梗三项：cTnI < 0.01 ng/mL，CK-MB 2.2 ng/mL，Myo 309 ng/mL；NT-proBNP < 70 pg/mL；血气分析：pH 7.090，PaO_2 89 mmHg，$PaCO_2$ 60 mmHg，BE -12.1 mmol/L，乳酸 15 mmol/L，HCO_3^- 18.2 mmol/L；K^+ 3.35mmol/L；血凝：FIB 182 mg/dL，APTT 24 s，D- 二聚体 1.54 μg/mL。

【诊断】

冠心病，心脏性猝死，急性 ST 段抬高心肌梗死（下壁、前侧壁、右室）、陈旧性心肌梗死、心律失常、窦性心动过速、交感风暴、心功能 Ⅰ 级（Killip 分级）；PCI 术后；高血压病 2 级（很高危）；2 型糖尿病；心肺复苏术后。

【治疗经过】

患者于急诊经心肺复苏 1 小时后，心律血压恢复并趋平稳，意识尚未恢复，充分与患者家属沟通病情及手术风险后，在机械通气支持下，1 : 11 am 行急诊冠脉造影术（图 9-3），显示三支病变，RCA 近段 100% 闭塞，LAD 近中段 80% ～ 90% 弥漫性狭窄，D1 开口 – 近段节段性狭窄 80%，LCX 远段 50% ～ 90% 弥漫性狭窄，OM2 开口 50% 狭窄，OM2 远段 90% 狭窄，给予植入临时起搏电极至右室心尖部，拟干预 RCA。造影显示 RCA 远端可见血栓征象，远端血流 TIMI 2 级，予抽吸导管于病变处反复抽吸血栓，抽出条状血栓 3 mm × 30 mm，再次造影显示 RCA 远端血流 TIMI 3 级，植入支架 RESOLUTE 2.75 mm×15 mm 充分覆盖 RCA 近端病变，并予 NC sprinter 3.0 mm×12 mm 球囊在支架内后扩张 2 次，支架扩张充分，无残余狭窄，RCA 远端血流 TIMI 3 级。术后安返 CCU，血压 129/67 mmHg，心率 102 次 / 分，SpO_2 100%。心电图（图 9-4）显示抬高的 Ⅱ、Ⅲ、aVF 导联 ST 段已基本回落至等电位线，Ⅲ 导联 QS 型，aVF 导联可见异常 Q 波，V1 ～ V4 导联 ST 段抬高 0.1 ～ 0.3 mV，V3R ～ V5R 导联 ST 段抬高 0.15 ～ 0.2 mV。GRACE 评分 151 分，CRUSADE 评分 27 分。患者次日清晨意识逐渐恢复，无胸闷、胸痛、气短等症状。查体：体温 36.5 ℃，脉搏 96 次 / 分，呼吸 22 次 / 分，血压 100/49 mmHg。神志清，颈静脉无怒张，胸骨中下部压痛(＋)，骨擦感(±)，胸骨旁软组织压痛（＋），双肺呼吸音清，未闻及干、湿性啰音，心界不大，心率 96 次 / 分，心律齐，心音正常，各瓣膜区未闻及病理性杂音。腹软，无压痛。自主呼吸逐渐稳定，试脱机后拔除气管插管。术后心梗三项最高 cTnI 20.75 ng/mL，Myo＞400 ng/mL，CK-MB 30.31 ng/mL，NT-proBNP 753 pg/mL。生化：TC 4.69 mmol/L，LDL-C 2.8 mmol/L，尿酸 595 μmol/L，Hcy 26.66 μmol/L。HbA1c 8.7%。胸部 X 线片（图 9-5）示双肺纹理增多，未见实性病变，双肺门影不大，左侧少量胸腔积液。超声心动图示各房室内径正常，左室下后壁心肌内膜回声增强，运动略僵硬，LVEF 55%。彩超显示双下肢动脉硬化并斑块形成，及双颈动脉硬化。术后予阿司匹林及氯吡格雷口服，并静脉滴注盐酸替罗非班氯化钠 36 小时，三联抗血小板治疗，低分子肝素抗凝，阿托伐他汀调脂，美托洛尔 6.25 mg（每日 2 次）口服，静脉滴注泮托拉唑保护胃黏膜，以及补液，甘油果糖 250 mL（每天 2 次）脱水，静脉滴注醒脑静，机械通气辅助呼吸（2015 年 7 月 30 日

笔记

23：16 至 2015 年 8 月 1 日 5：00），并监测血糖，达 22.4 mmol/L，给予胰岛素持续泵入及皮下注射。

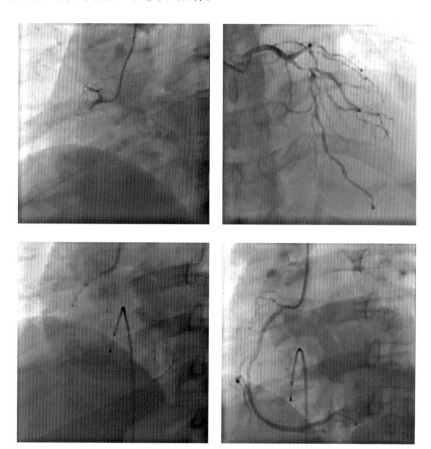

图 9-3　冠脉造影及 PCI

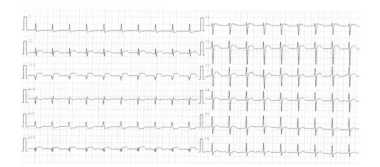

图 9-4　急诊 PCI 术后心电图

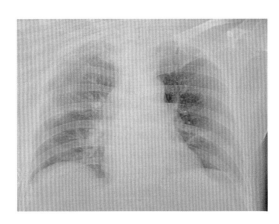

图 9-5 急诊 PCI 术后胸部 X 线片

患者于入院第 3 天（8 月 3 日 10：00）突发寒战，随后发热，体温 38 ℃，给予急查血常规，并抽取血培养，予物理降温、地塞米松 5 mg 静脉注射，20 分钟后，体温 37.2 ℃。血常规：WBC 11.8×10^9/L，N% 73.3%。患者有少许咳嗽咳痰，无胸闷胸痛等不适。患者于 8 月 4 日 10：00 再次突发寒战，后体温升高达 39.5 ℃，复查床旁胸部 X 线片（图 9-6）示右中下肺野渗出样病变，双侧胸腔 B 超（8 月 4 日）示双侧少量胸腔积液，右侧最大深度 2.3 cm，左侧 2.0 cm；予物理降温、复方氨林巴比妥 2 mL 肌内注射、地塞米松 5 mg 静脉推注，急查血常规、降钙素原（PCT），留取血培养。血常规示 WBC 7.3×10^9/L，N% 85.6%，PCT 2.31 ng/mL，G 试验阴性，考虑不除外气管插管、较长时间心肺复苏造成误吸及肺损伤，给予头孢哌酮钠舒巴坦钠 3 g（每 8 小时 1 次）静脉滴注及止咳祛痰对症治疗，留取痰培养。

8 月 5 日 1：30，患者突发寒战高热，体温达 40.2 ℃，烦躁不安、谵妄、大汗，给予物理降温、复方氨林巴比妥肌内注射、地塞米松 5 mg 静脉推注，以及咪达唑仑镇静、补液，体温逐渐下降至 37.1 ℃。血常规示 WBC 6.1×10^9/L，N% 85.8%，给予留取尿、便、痰涂片及培养，查找病原学证据。

笔记

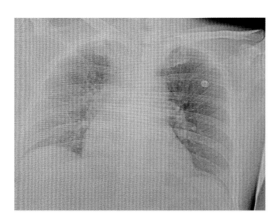

图 9-6　患者寒战高热时，床旁胸部 X 线片（2015 年 8 月 4 日）

　　8 月 6 日，PCT 11.69 ng/mL，将头孢哌酮钠舒巴坦钠改为亚胺培南西司他汀钠 0.6（每 6 小时 1 次）及利奈唑胺注射液 0.6（每 12 小时 1 次），全面覆盖病原菌，并积极留取尿、便及血培养寻找病原学证据，根据培养结果选用敏感抗生素。给予胰岛素皮下注射严格控制血糖，改善白细胞功能，控制免疫炎症反应，FBS 7 mmol/L，2h-PG 10 mmol/L，监测 CRP 及 PCT 水平。

　　8 月 6 日，第一次血培养 G 阴性杆菌生长，黏质沙雷菌。第二次血培养 G 阴性杆菌生长，黏质沙雷菌，对亚胺培南西司他汀钠敏感，8 月 7 日停用利奈唑胺，继续应用亚胺培南西司他汀钠。患者后未再出现寒战高热，无胸闷胸痛等不适，8 月 7 日转出 CCU。第三次血培养未见细菌、真菌。8 月 8 日，痰培养示鲍曼不动杆菌，给予加用头孢哌酮钠舒巴坦钠 3 g（每 8 小时 1 次）；8 月 12 日痰培养示呼吸道正常菌群，PCT 阴性；8 月 15 日，痰培养示铜绿假单胞菌及真菌孢子 5%，患者无发热及咳嗽咯痰，肺部未闻及干、湿性啰音，8 月 18 日好转出院（图 9-7）。出院后随访至今，患者规律服药，定期复查，无明显不适。

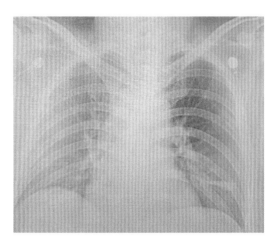

图 9-7 出院胸部 X 线片

病例分析

呼吸、心搏骤停行心肺复苏时机体经历了严重缺血、再灌注损伤，处于强烈应激反应状态，神经、内分泌、血管活性物质发生明显改变，血流动力学常处于不稳定状态，全身组织器官低灌注，常出现多器官功能障碍，称为复苏后多器官功能障碍综合征（post-resuscitation multiple organ dysfunction syndrome，PR-MODS），又称复苏后综合征（post-resuscitaiton syndrome），病死率高达 50% ～ 70%，PR-MODS 具有全身炎症反应综合征（systemic inflammatory response syndrome，SIRS）的改变，以循环中高水平的细胞因子和黏附分子为特征，即类似"脓毒血症"的综合征。心肺复苏后肺损伤的临床及动物实验研究相对较少，心肺复苏后肺损伤发生比率占第三位，复苏后肺损伤及呼吸衰竭是全身缺血再灌注损伤的一部分。

心肺复苏后肺损伤发生机制目前尚不十分清楚，可能的机制包括缺血 - 再灌注损伤、全身炎症反应、细胞凋亡及内皮细胞损伤、凝血机制障碍、组织氧摄取利用障碍、微循环障碍等，局部机制可能包括：①全身组织的代谢产物随回流的静脉血进入肺脏，心肺复苏时产生的氧自由基、炎性介质、细胞因子等活性物质都经过或滞留于肺部，造成肺局部损伤；②血中活化中性粒细胞流经肺毛细血管，肺毛细血管灌注压低，血管长且分支少，活化中性粒细胞易与血管内皮细胞接触并黏附聚集于肺脏，产生大量氧自由基，导致肺损伤；③肺含有丰富的巨噬细胞，可被血中的炎症因子激活，引起炎症反应，造成局部损伤。目前认为中性粒细胞激活、黏附及其产生的氧自由基等毒性物质是造成复苏后肺组织损伤的中心环节。从再灌注组织释放入血的代谢产物和炎性介质是中性粒细胞激活及其在肺中聚集的必要前提。此外，心肺复苏时胸外心脏按压可以直接造成肺挫伤、肺不张、肺局部渗出、胸腔积液等。动物实验研究发现，心肺复苏后肺组织出现明显的水肿和瘀血，肺泡结构塌陷，甚至消失，肺泡间隔明显增宽，其间可见大量炎性细胞浸润，肺泡腔内见大量渗出液、红细胞及炎性细胞，毛细血管内皮结构模糊，可见少量纤维组织增生。

心肺复苏后肺损伤治疗除复苏后全身一系列常规治疗外，治疗措施主要包括采用肺保护策略进行机械通气，保证器官、组织氧供。循环稳定后严格限制液体入量，必要时进行床旁连续血液滤过、适宜的营养支持等。近年研究显示，复苏后早期（100分钟内）应用ECMO支持并替代全部或部分心肺功能，可改善组织灌注和微循环，减轻脏器损伤。应用床旁血液滤过，及时清除过多水分，维持机体内环境稳定，减轻肺间质及肺泡水肿，显著改善氧合。同时持续血液滤过可有效地清除炎性介质，清除心肌抑制因子，减缓炎症性肺损伤。

该患者系心脏性猝死、急性心肌梗死、PCI 术后、较长时间心肺复苏术后，术后 48 小时出现寒战、高热，血常规显示 WBC 总数不高，中性粒细胞百分比明显升高，PCT 升高，胸部 X 线片示双肺渗出，以右肺为著。患者发热原因首先考虑肺部感染，因患者心肺复苏时间较长（＞1 小时），高度怀疑长时间胸外按压造成胸壁、胸膜、肺组织损伤，坏死物质引起炎症反应释放内毒素导致严重脓毒症。患者既往 2 型糖尿病史，未规律治疗，白细胞功能差，可能进一步加重炎症反应。肺部感染常见病原体为肺炎链球菌、金黄色葡萄球菌，本患者 PCT 明显升高，有 G- 杆菌感染可能，因此在取得病原学结果前先予抗生素联合覆盖 G+ 球菌、G- 杆菌及 G- 球菌。获得病原学结果后，及时调整抗生素，取得满意效果。

🗒 病例点评

心搏骤停、心肺复苏时机体经历了应激反应过程，不仅神经、内分泌、血管活性物质发生了改变，在强烈病理刺激下，还会产生细胞因子、黏附分子的变化，导致全身性炎症反应，心搏骤停所导致的全身缺血、缺氧是启动因素。心肺复苏后的急性肺损伤是复苏后全身多脏器损伤的一部分，由于肺独特的解剖和病理生理特点，复苏后急性肺损伤的发生率仅次于复苏后脑和心脏的损伤。相关临床和实验研究较少。本例患者在大面积急性心梗、交感风暴、心搏骤停行心肺复苏术后发生反复寒战高热，考虑在肺部缺血再灌注损伤、全身炎症反应基础上合并细菌感染，在经验治疗及反复病原学检测包括痰培养和血培养指导下调整抗生素药物，联合积极的多脏器保护治疗，促进心肺复苏后全身及急性肺损伤的恢复。

参考文献

1. RISTAGNO G，TANG W，WEIL M H. Cardiopulmonary resuscitation：from the beginning to the present day. Crit Care Clin，2009，25（1）：133-151.

2. SCHNEIDER A，ALBERTSMEIER M，BÖTTIGER B W，et al. Post-resuscitation syndrome. Role of inflammation after cardiac arrest. Anaesthesist，2012，61（5）：424-436.

3. 中华医学会重症医学分会 . 中国严重脓毒症 / 脓毒性休克治疗指南（2014）. 中华内科杂志，2015，54（6）：557-581.

4. KLEINMAN M E，GOLDBERGER ZD，REA T，et al. 2017 American Heart Association Focused Update on Adult Basic Life Support and Cardiopulmonary Resuscitation Quality：An Update to the American Heart Association Guidelines for Cardiopulmonary Resuscitation and Emergency Cardiovascular Care. Circulation，2018，137（1）：e7-e13.

（顾菲菲　病例提供）

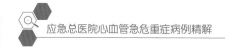

病例 10 急性心肌梗死合并新发脑梗死

病历摘要

【基本信息】

患者，男性，47 岁。主因"意识模糊 2 小时"来诊。

现病史：患者 2 小时前无明显诱因突发意识模糊，从座椅上滑到在地，口吐白沫，呼之可睁眼，不能回答问题，无肢体抽搐，无恶心、呕吐，送至我院急诊，急诊查心梗三项未见异常，心电图示窦性心律，Ⅱ、Ⅲ、aVF、V7 ～ V9 导联 ST 段弓背向上抬高 0.2 ～ 0.5 mV，Ⅰ、aVL、V1 ～ V4 导联 ST 段压低 0.1 ～ 0.4 mV；头颅 CT 示右侧基底节区、半卵圆中心区多发脑梗死可能性大，考虑诊断冠心病、急性下壁、后壁心肌梗死、脑梗死，给予患者氯吡格雷 600 mg，阿司匹林 300 mg 口服，行急诊介入治疗。

既往史：高血压病史 8 年，血压最高达 160/110 mmHg，未服降压药。

【体格检查】

急诊血糖高达 28.9 mmol/L；高脂血症 1 个月，未服药物治疗；体温 36.6 ℃，脉搏 68 次 / 分，呼吸 15 次 / 分，血压 124/66 mmHg。神志模糊，呼之有反应，不能回答问题，双侧瞳孔正大等圆，直径 3 mm，对光反射灵敏，额纹对称，左鼻唇沟浅，双肺呼吸音清，未闻及干、湿性啰音；心率 68 次 / 分，心律齐，心音低钝，各瓣膜听诊区未闻及杂音，腹软，未触及肝脾肿大，双下肢无水肿，左上肢肌力 3 级，左下肢肌力 4 级，左侧上下肢腱反射减弱，左巴氏征（±）。

笔记

【辅助检查】

心电图检查（图 10-1）：①窦性心律；② Ⅱ、Ⅲ、aVF、V7 ～ V9 导联 ST 段弓背向上抬高 0.2 ～ 0.5 mV，Ⅰ、aVL、V1 ～ V4 导联 ST 段压低 0.1 ～ 0.4 mV。头颅 CT：右侧基底节区、半卵圆中心区多发脑梗死可能性大。心梗三项：cTnI < 0.01 ng/mL，CK-MB < 2.0 ng/ mL，Myo 54 ng/ mL，均于正常范围内，NT-proBNP 80 pg/ mL。急诊生化：Cr 66 μmol/L，BUN 4mmol/L，K^+ 5.13 mmol/L，Na^+ 131.7 mmol/L，Cl^- 97.8 mmol/L，未见明显异常；血凝三项 +D 二聚体：PT 12.4 s，INR 0.9，纤维蛋白原 236 mg/dL，APTT 25.7 s，D- 二聚体 0.35 μg/mL。结果未见明显异常。CRP 3 mg/L，GLU 28.9 mmol/L。

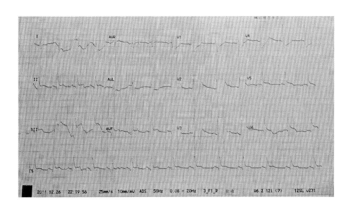

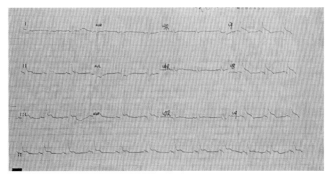

图 10-1　心电图检查

【诊断】

冠状动脉粥样硬化性心脏病，急性下壁、后壁心肌梗死、心功能Ⅰ级（Killip分级）；新发脑梗死（大面积？分水岭？）；高血压病3级（很高危）；2型糖尿病；高脂血症。

【治疗经过】

（1）急诊治疗

患者急性心肌梗死诊断明确，行急诊冠脉造影检查，提示冠脉双支病变，LCX近段次全闭塞（99%），LAD近段阶段性狭窄60%～80%。对LCX行介入治疗，植入支架2枚。术后给予低分子肝素抗凝，阿司匹林、氯吡格雷双联抗血小板，瑞舒伐他汀调脂，硝酸酯类药物扩冠，患者术中出现休克、窦缓及长间歇，予多巴胺升压，应用临时起搏器。针对新发脑梗死给予甘露醇、甘油果糖、呋塞米脱水；予改善循环及脑保护药物。

（2）入院治疗

入院后监测cTnI最高＞32 ng/mL、CM-MB＞80 ng/mL、Myo＞400 ng/mL；NT-proBNP＞35000 pg/mL。血运重建后患者心脏情况逐渐稳定，心肌酶逐渐降至正常范围；糖化血红蛋白9.6%；监测血糖空腹波动在9～12 mmol/L，餐后血糖波动在12～24 mmol/L，糖尿病诊断明确，给予胰岛素降糖控制血糖。

患者术中意识恢复，呈嗜睡状态，脱水、改善脑循环等治疗后，意识清楚，左侧鼻唇沟变浅减轻，左侧肢体肌力恢复至4级，因患者心肌梗死急性期，且存在经济困难，拒绝行脑磁共振检查，治疗后肢体活动障碍减轻。

超声心动图示：节段性室壁运动减低，左心功能减低，主动脉瓣钙化并反流（轻度），二尖瓣反流（轻-中度），三尖瓣反流（轻度），LVEF 49%。符合心肌梗死改变。

出院时心电图（图10-2）：窦性心律；Ⅱ、Ⅲ、aVF 导联 Q 波形成，T 波倒置。

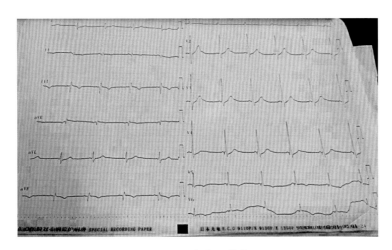

图 10-2　心电图检查

病例分析

患者发病前有明确的心脑血管疾病危险因素：超高的血糖、高血压、血脂异常，均未进行诊治。该患者急性心肌梗死与脑梗死并发原因有如下几种可能：①糖尿病、高血压、高血脂、血液呈高凝状态，发生急性心肌梗死后，心肌收缩力不断下降，左室射血分数降低，血流速度变缓，血流黏滞度有所升高，血压存在下降现象，大脑供血不足，脑梗死并发。②发生急性心肌梗死之后，存在广泛的室壁运动发生异常，在心室形成附壁血栓。血栓上的栓子脱落后，最终引发急性脑梗死。③急性心肌梗死后出现心律失常（如心律不齐、房颤及室率过快、过慢等），心肌附壁血栓出现脱落现象，随血流进入脑组织，最终形成急性脑梗死。

笔记

急性心肌梗死同时出现脑卒中发病率不高，但致残、致死率极高，应高度重视。二者合并常有神志改变，反应迟钝，对心肌梗死反应不敏感，加之糖尿病对末梢神经的损伤，容易表现为无痛性心肌梗死。由于无典型的胸痛而以急性脑损伤为突出表现，很容易使急性心肌梗死漏诊，以致延误了急性心肌梗死的治疗。

本例患者就诊时存在意识障碍，行心电图检查后发现急性心肌梗死。故对于急性脑梗死患者应常规做心电图检查，以免发生漏诊。与家属尽快沟通，分秒必争，尽快行 PCI 治疗，挽救心脏、脑，改善预后。

病例点评

急性心肌梗死合并脑梗死发病率国外资料报道为 15%，但尸检发生率为 28%，可见容易漏诊。心肌梗死合并脑梗死可能的发病机制：①动脉硬化是全身性疾病，心脑血管具有相同的致病因素，现认为动脉硬化斑块性质松散，血管内膜表面粗糙、溃疡是导致心脑梗死的共同基础。②急性心肌梗死患者，冠状动脉病变严重，心肌梗死后心脏收缩力下降，心室壁运动的顺应性差。心脏的收缩和舒张功能均降低。心输出量减少，加重脑组织的缺血和缺氧，易合并脑梗死。③右冠脉闭塞患者常合并心率减慢，血压下降，易出现心源性休克、心力衰竭。因此，此类患者慎用影响血压的硝酸酯类、β - 受体阻滞剂。以免引起脑供血不足，引起或加重脑梗死。④心脑梗死时通过神经反射，应急激活了神经 - 内分泌系统，使肾素等物质增加，容易引起脑血管痉挛，导致脑血流缓慢，内皮系统发生损伤，血管容易形成血栓。对于有行急诊 PCI 适应证的患者给予及时 PCI 治疗，不仅有利于冠脉血流恢复，纠正低血压、增加心输出量，也有利于脑血流的灌注。对于心脑功能的恢复至关重要。同时应维持正常血压，防治心律失常出现，最大程度保护脑血管。

参考文献

1. 梁富龙，张桂霞，唐军.老年急性心肌梗死并急性脑梗死的特点及预后.心血管康复医学杂志，2004，13（3）：280-281.

2. 王玉娟，田文庆.51例老年人急性心肌梗死急诊经皮冠状动脉介入治疗的临床分析.中国现代临床医学杂志，2006，5（10）：98-99.

3. 李友仁.急性心肌梗死合并急性脑梗死15例临床分析.中国实用神经疾病杂志，2006，9（5）：87-88.

4. 马立华，薛官英.老年急性脑梗死继发急性心肌梗死5例临床分析.中国煤炭工业医学杂志，2002，5（10）：1009-1010.

（孙淑兰　病例提供）

笔记

病例 11　急性下壁、后壁、右室心肌梗死

病历摘要

【基本信息】

患者，男性，73 岁。主因"发作性胸痛 3 天"入院。

现病史：患者发作性胸痛位于心前区，呈压榨样，程度较重，伴有明显出汗，持续 20 分钟后胸痛逐渐缓解。此后患者未再出现明显胸痛发作，但患者出现持续胸闷症状，伴有乏力，食欲差。

既往史：有高血压病、肾病综合征病史。

【体格检查】

血压 150/66 mmHg。神志清楚，平卧位，未见颈静脉怒张。双肺呼吸音粗，双肺底可闻及湿性啰音。心界不大，心率 47 次 / 分，心律齐，心音强弱不等，各瓣膜听诊区未闻及病理性杂音、额外心音及心包摩擦音。腹部平坦，全腹无压痛、反跳痛，肝脾肋下未触及，肠鸣音 4 次 / 分。双下肢明显水肿。

【辅助检查】

入院后完善相关检查，血常规：WBC 12.6×10^9/L ↑、RBC 4.07×10^{12}/L ↓、血红蛋白 HGB 128 g/L ↓。复查急诊生化：BUN 27.55 mmol/L，Cr 112.0 μmol/L ↑，K^+ 3.97 mmol/L、Na^+ 127.20 mmol/L ↓、Cl^- 96.90 mmol/L ↓。心梗三项：cTnI 25.09 ng/mL，Myo > 400 ng/mL，CK-MB 64.51 ng/mL。心电图：窦性心律，三度房室传导阻滞，交界性心律，P 波 52 次 / 分，QRS 波 47 次 / 分，Ⅱ、Ⅲ、aVF 导联 ST

段弓背向上抬高 0.3 ～ 0.5 mV，胸前导联呈 RS 波，V3R ～ V5R 导联 ST 段抬高 0.1 mV，V8 ～ V9 导联呈 QS 波，Ⅰ、aVL 导联 ST 段压低 0.2 ～ 0.3 mV（图 11-1）；床旁心脏超声示左室壁运动欠协调，下后壁增厚率减低，左房增大（40 mm），二三尖瓣轻度反流，左心功能减低（LVEF 48%）。

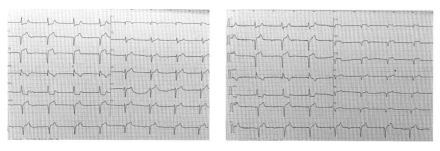

图 11-1　心电图检查（下、后壁、右室心肌梗死并三度房室传导阻滞）

【诊断】

冠状动脉粥样硬化性心脏病，急性下壁、后壁、右室心肌梗死，心律失常：三度房室传导阻滞、结性心律，心功能Ⅱ级（Killip 分级），高血压病 3 级（很高危），肾病综合征。

【鉴别诊断】

需要鉴别的相关疾病：①急性心包炎，通常为病毒感染所致，常伴有发热，胸痛呈持续性，深呼吸或变化体位时胸痛症状加重，查体可闻及心包摩擦音，心电图除 aVR 导联外，其他导联有弓背向下的 ST 段抬高。本患者无发热，胸痛与呼吸及体位无关，查体未闻及心包摩擦音，心电图未见到特异性的改变，基本可除外此诊断。②急性肺栓塞，可出现胸痛，但常伴有呼吸困难及咯血，有长期卧床、骨折及大手术等易患因素，查体可见右心负荷增加的表现，如 P2 亢进，颈静脉怒张及下肢水肿等，心电图示Ⅰ导联新出现 S 波，Ⅲ导联异常 Q 波及 T 波倒置，患者无相应表现，故不考虑该诊断。

【治疗经过】

患者急性右室心肌梗死合并右心衰竭，缺血累及房室结，同时有肾病综合征，心脏损伤及肾脏损伤相互作用，存在心肾综合征，外周血管及脏器瘀血重，下肢及阴囊水肿严重。治疗以稳定心脏为主，给予利尿、冻干重组人脑利钠肽、左西孟旦改善心功能，并且间断行床旁血滤及无创呼吸机辅助通气，予补白蛋白、抗血小板、扩冠、调脂、改善循环治疗，患者病情逐渐稳定。于入院后 15 天行冠状动脉造影示右冠状动脉近段闭塞并有重度机化血栓影，前降支中段发出对角支后慢性闭塞，有少量同向逆供，回旋支远段严重狭窄（图 11-2）。先后两次行冠状动脉支架介入治疗，分别处理右冠脉（图 11-3）及左回旋支病变。术后患者恢复良好，继续抗血小板、扩冠、调脂、补充蛋白、改善循环、利尿等治疗，心脏症状已基本控制，但患者肾病综合征未完全控制，仍有全身水肿，故转至外院肾内科继续治疗。

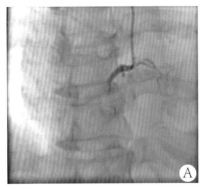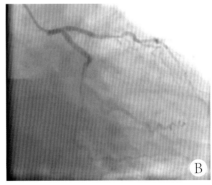

A：右冠状动脉近段闭塞；B：前降支中段发出对角支后慢性闭塞，回旋支远段严重狭窄。

图 11-2 右冠状动脉造影

笔记

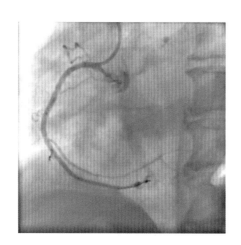

图 11-3　右冠脉 PCI 术后

病例分析

　　根据患者的症状及心电图表现，患者急性下壁、后壁、右室心肌梗死诊断是明确的，左室下壁、后壁血供主要来自右冠脉，因此，右室心肌梗死常与下壁及后壁心肌梗死并存。急性下壁心肌梗死合并右室心肌梗死时，临床表现比较复杂，除了下壁心梗的临床表现外，还有右心功能不全的表现，易发生低血压和休克。患者发病 3 天入院，没有低血压、休克，但合并右心衰竭、房室传导阻滞。同时，合并肾病综合征、肾功能不全，研究显示，肌酐清除率为预测下壁或合并右心室急性心肌梗死并发心力衰竭的危险因素。肾功能不全患者，水钠潴留可加重患者心脏负荷，进而引起心功能不全，其死亡危险性明显增加，且二者存在恶性循环促进作用，心功能越差，肾灌注受影响，肾功能不全发生率明显升高。这也是患者严重浮肿、右心功能不全顽固不易控制的原因。床旁血滤、改善心肾功能治疗是及时有效的。

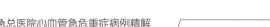

　　患者冠状动脉造影提示右冠状动脉近段闭塞，右冠状动脉的闭塞（右冠状动脉占优势时）可引起左心室膈面、后间隔和右室梗死，并可累及窦房结和房室结。国内研究发现肾功能不全的冠心病患者冠状动脉病变广泛，钙化明显，接受再血管化治疗率低，随访期心血管事件的发生率高。也有研究显示，下壁急性心肌梗死合并完全性房室传导阻滞是心肌梗死面积大的标志，梗死面积越大心力衰竭的发生率越高。由于下壁合并右室心梗患者血流动力学不同于左室心梗，其治疗原则包括早期维持右心室前负荷，降低后负荷，增加右心室收缩力和早期再灌注。梗死早期治疗主要为恢复右心系统容量，需大量补液。但是，有研究显示急性右心室梗死后约72小时，右心室功能恢复，增加左心室充盈，此时及之后如仍补液过量，极易形成左心衰竭，此时应限制补液量或适当使用利尿剂，故临床医师应积累经验，警惕有补液过量。研究表明，补液应维持肺楔压18 ~ 24 mmHg，如仍补液增加肺楔压，并不能增加左心室输出量，反而增加左心衰竭的概率，如补液后仍不能维持血压，此时应使用收缩外周血管药物维持血压。患者在治疗后期便是在补液同时，积极改善左心功能治疗。

　　患者入院时，已过了急诊介入治疗的时间窗，故待病情稳定、心功能得到改善后行介入治疗，首选开通梗死相关血管，继而择期处理了左回旋支的严重狭窄病变，患者心肌血流的恢复有助于其心功能的进一步改善。

病例点评

　　患者入院诊断明确，右室心肌梗死合并右心衰竭、三度房室传导阻滞，同时患者还合并肾病综合征、肾功能不全，进一步冠状动

脉造影显示右冠脉近段闭塞，为梗死相关血管。一般下壁、后壁和
（或）右室缺血为右冠脉病变，当下壁心肌与右室心肌同时受累而
前壁导联无梗死表现时，梗死相关血管为右冠状动脉。发生单纯下
壁心肌梗死时，梗死相关血管可能为右冠状动脉（68%），前降支或
回旋支的机会较小（32%）。当发生下壁与前壁心肌梗死时，梗死相
关血管可能是前降支或回旋支的机会各为一半左右。左冠状动脉前
降支闭塞，可引起左室前壁、心尖部、前间隔和二尖瓣前乳头肌梗
死。若前降支解剖过长，绕过心尖供血左室下壁 1/3 以上，则可引起
下壁心肌缺血。左冠回旋支闭塞引起左室侧壁梗死，若为右冠优势
型供血，则回旋支闭塞可引起左室下壁、正后壁及室间隔后部梗死。
右冠状动脉闭塞引起右室下壁、正后壁及室间隔后部梗死。若闭塞
位于右冠近端即第一右室分支之前，则伴发右室梗死。再灌注治疗，
能最大限度地挽救濒死心肌，改善心脏收缩及传导功能，减少患者
住院期间心脏突发事件的发生，改善患者预后。

　　右室心肌梗死时，右心室收缩功能减弱，顺应性下降，所致右
心室排血量减少，经肺循环到达左心室血量下降，根据患者心脏彩
超提示既往存在左心功能不全，由于肺循环血量减少，使左心功能
不全症状表现不明显。下壁合并右室心肌梗死患者血流动力学不同
于左室心肌梗死，其治疗原则包括早期维持右心室前负荷，降低后
负荷；增加右心室收缩力和早期再灌注，适当补液可以纠正低血压
和休克状态。但是一般右心室梗死后 3 天，右心室功能可以完全恢
复，增加左心室充盈，甚至导致肺水肿，完全区别于左心室心肌梗死，
应引起临床医生注意右心室心肌梗死的特殊性，强调心肌梗死后 3 天，
血压恢复后，及时合理限制补液、注意利尿剂使用，以便预防左心
衰竭。该患者是发病 3 天入院，来院时血压正常偏高，因此考虑其

右心室功能已恢复，且合并肾功能不全，有明显的液体潴留，因此治疗上根据血压适当利尿，并且在利尿剂效果不佳时，及时采用床旁血滤治疗，有效缓解病情、缩短住院时间。

参考文献

1. 陈小艳，徐元杰，孔繁亮，等.急性下壁或合并右心室心肌梗死患者左心力衰竭竭的危险因素分析.中国循环杂志，2017，32（1）：21-25.

2. 冯会英，冯国鹏，高瑾，等.血清糖类抗原与 N 末端 B 型利钠肽原在肾功能衰竭合并心力衰竭患者中的诊断价值.中国循环杂志，2015，30（4）：359-362.

3. 苗冬梅，曹瑞华，刘源，等.老年人慢性肾功能不全对冠心病预后的影响.中华老年多器官疾病杂志，2010，9（2）：127-130.

4. JIM M H，CHAN A O O，SE H F，et al. Clinical and angiographic findings of complete atrioventricular block in acute inferior myocardial infarction. Ann Acad Med Singapore，2010，39（3）：185-190.

5. INOHARA T，KOHSAKA S，FUKUDA K，et al.The challenges in the management of right ventricular infarction. Eur Heart J Acute Cardiovasc Care，2013，2（3）：226-234.

6. 陈国，钟文亮.结合冠脉造影浅谈冠心病的心电图表现.中国医学工程，2013，21（4）：107.

7. 高月翠.心肌梗死 108 例冠状动脉造影结果临床分析.浙江中西医结合杂志，2010，20（7）：436.

（王学英　病例提供）

病例 12　致心律失常型右室心肌病

病历摘要

【基本信息】

患者，男性，18 岁，主因"阵发性心悸 5 个月，加重 2 天"入院。

现病史：患者心悸为活动时出现，自测心率 150 ～ 180 次 / 分，休息或含服糖块约 20 分钟缓解，症状反复发作，入院 2 天前再次发作，持续长达半日，我院急诊查心电图示室性心动过速，给予普罗帕酮静脉推注后转为窦性心律、完全右束支传导阻滞、频发室性早搏、短阵室性心动过速。

既往史：体健。

【体格检查】

血压 110/80 mmHg，体温 36.8 ℃，心界扩大，心率 86 次 / 分，律不齐，可闻及早搏，未闻及杂音，余查体正常。

【辅助检查】

电解质、血常规均正常，心电图示室性心动过速。

【诊断】

心悸原因待查：阵发性室性心动过速、完全右束支传导阻滞。

【鉴别诊断】

患者心悸入院，心电图提示室性心动过速、完全右束支传导阻滞，故该诊断明确。根据患者发作时心电图考虑为单形性室性心动过速，其常见病因有冠状动脉粥样硬化性心脏病、扩张性心肌病、致心律失常性右室心肌病、肥厚性心肌病、瓣膜病、急性心肌炎、酒精中毒性心肌病，需住院进一步查心脏彩超、动态观察心电图变化、心肌活检、冠状动脉造影术等进行鉴别，若排除器质性心脏病，则考虑为特发性室性心动过速。

低血糖反应：患者青年，因心悸来院，心悸时含服糖块后可缓解，应注意有无血糖异常引起的心悸，可监测血糖，行糖耐量检查了解血糖水平及自身胰岛功能。

肺栓塞：患者无明确呼吸困难、胸痛、咯血等，血气分析及D-二聚体均正常，故不考虑肺栓塞。

【治疗经过】

入院后心脏彩超检查示：右室扩大（前后径 24.3 mm），右室内膜回声增强，幅度减低，右室游离壁多个强回声团块，肺动脉压轻度升高，右室造影显示右室扩大、右室肌小梁排列紊乱（图 12-1），故右室心肌病（致心律失常型）诊断明确。右室的强回声团不排除有血栓形成，给予抗凝治疗。于入院后第二天行射频消融治疗，术中反复心内电刺激合并药物刺激，均未能诱发室性心动过速，根据体表心电图室早形态诊断为：右室流出道室性心动过速（间隔部、游离壁）。在左前斜 45°下，将温控消融电极导管经三尖瓣环送至肺动脉瓣下 2 cm 处，靠间隔部大头起搏标测十二导联 QRS 波形态与室性早搏一致，窦性心律下以 50 ～ 55 ℃温控放电 10 s，又巩固放电7 分钟，给予心内电刺激及静脉滴注异丙肾上腺素均未见室性心动过速及早搏，射频消融成功（图 12-2）。术后予 β - 受体阻滞剂抑制交感神经兴奋，嘱患者注意休息，避免剧烈活动，复查动态心电图：室性期前收缩 2865 次 /24 小时，未见成对及室性心动过速，病情好转出院。

笔记

【随访】

患者出院后没有严格遵医嘱，仍然参加体育运动，两年后在一次剧烈运动时猝死。

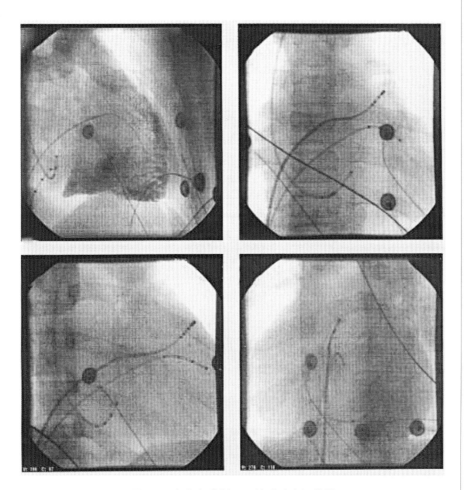

图 12-1 右心室造影及温控消融电极导管

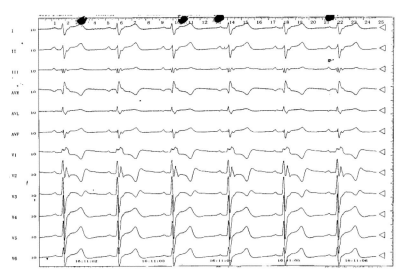

图 12-2 消融成功后心电图监测

病例分析

患者为青年男性，既往体健，首次发病因心悸入院，入院心电图诊断阵发性室性心动过速明确，查体甲状腺不大，心脏听诊可闻及第二心音分裂，符合右束支传导阻滞，从心电图、电生理检查诊断为折返性室性心动过速，折返环出口位于间隔部、游离壁。根据右室造影和心脏彩超均提示右室扩大、肌小梁排列紊乱，加之心电图可见 Epsilon 波，Q-T 间期与 QRS 离散度增大等表现，可诊断为致心律失常性右室心肌病，右室流出道室性心动过速，治疗上首选射频消融术，该患者手术成功，术后可继续 β-受体阻滞剂抑制交感神经兴奋，避免剧烈活动。

致心律失常性右室心肌病（ARVC）是一种右心室心肌被纤维脂肪组织进行性取代的疾病，现已基本确定 ARVC 为常染色体显性遗传病伴不完全外显，多个基因突变已被确认与 ARVC 相关，目前

笔记

ARVC 基因分类已达 9 型。ARVC 发生心律失常的机制是因右心局部或大面积心肌组织逐渐被纤维或脂肪组织取代，使激动延迟和不应期离散而引起室性心律失常，晕厥甚至猝死。而特发性室性心动过速以特发性右室流出道室性心动过速（IRVOT-VT）常见，与 ARVC 临床表现和发作的室速图形相似，但治疗方法和预后大不相同。ARVC 患者在窦性心律时，心电图 Epsilon 波，Q-T 间期与 QRS 离散度增大、右束支传导阻滞较 IRVOT-VT 患者更为常见。ARVC 患者因其病变呈进展性，治疗手段较为有限。药物治疗以索他洛尔或胺碘酮加 β - 受体阻滞剂效果最佳，射频消融治疗 ARVC 患者可取得 60% ～ 80% 的即时成功率，但远期复发率也很高。植入 ICD 能提高 ARVC 患者生存率已经由多个研究证实。

胸前导联 T 波倒置反映心室复极化异常。既往研究显示，心电图广泛胸前导联 T 波倒置是 ARVC 患者预后不良的独立预测因子。该患者 V1 ～ V3 导联 T 波倒置，故应对患者进行风险分层，指导治疗方案的选择。抗心律失常药物和射频消融均不能完全阻止恶性室性心律失常的复发，而 ICD 的抗心动过速起搏或心室内低能量转复能有效将其终止，同时可以免除患者体外除颤的痛苦，改善其生活质量。

📋 病例点评

该患者心电图、心脏彩超、电生理检查结果均支持致心律失常型右室心肌病，右室流出道室性心动过速诊断，住院期间反复室速发作，药物治疗效果不佳，故行射频消融术治疗，术后未发生室性心动过速，但仍有室性早搏，给予 β - 受体阻滞剂抑制治疗，患者出院后没有遵医嘱注意休息，在剧烈运动时猝死。该病例的住院检查

笔记

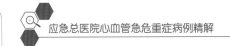
及治疗是及时、有效的，但最终转归不尽人意，考虑与其恶性室性心律失常的复发有关。一些研究报道了心内膜导管消融治疗室性心动过速的短期和长期结果。总的来说，60% ～ 80% 的患者近期成功，而在 3 ～ 5 年的长期随访过程中，复发率高达 50% ～ 70%。导管消融不能预防心源性猝死，也不能作为有室性心动过速发作 ARVC 患者的 ICD 替代治疗。目前仍然推荐多次消融及 ICD 植入控制室性心动过速发作，预防心源性猝死。

ARVC 是一种主要累及右心室、以室性心律失常和心源性猝死为主要表现的遗传性心肌疾病。临床上治疗 ARVC 患者最重要的目标包括：① 降低死亡率，包括心律失常性心源性猝死或心力衰竭导致的死亡；② 阻止右心室、左心室或双心室功能障碍和心力衰竭的进展；③ 通过减少和消除心悸、室性心动过速再发或 ICD 放电（适当的或不适当的）改善症状，提高生活质量；④ 改善心力衰竭症状，增加功能储备。治疗方法包括生活方式的改变、药物治疗、导管消融、ICD 和心脏移植。

随着对 ARVC 心律失常、危险因素和挽救生命的干预措施认识的不断深入，及时解决 ARVC 患者临床治疗问题迫在眉睫。继 2010 年国际专家组发布该病新的诊断标准之后，2015 年 7 月又发布了该病治疗的专家共识，首次系统地阐述了 ARVC 的危险分层和治疗措施。由于 ARVC 的患病率较低，且缺乏对照试验研究，ARVC 治疗建议大多来自于非随机、观察性研究和专家组的建议。共识建议，明确诊断的 ARVC 患者不能参加竞技性和（或）耐力运动（Ⅰ级）；明确诊断的 ARVC 患者应限制参加体育活动，休闲低强度运动可能除外（Ⅱa级）；无临床表现的健康基因携带者（Ⅱa级）或基因型不明确（Ⅱb级）的 ARVC 患者家庭成员可考虑限制参加体育活动。该患者为青少年，其猝死与剧烈运动相关。

参考文献

1. KIÈS P，BOOTSMA M，BAX J，et al. Arrhythmogenic right ventricular dysplasia/ cardiomyopathy：creening，diagnosis，and treatment. Heart Rhythm，2006，3（2）： 225-234.

2. 王洪涛，廖序东，尹桂华，等 . 致心律失常性右室心肌病与特发性右室流出道室 性心动过速的临床与心电学特点 . 中国老年学杂志，2015，5（35）：2689-2690.

3. 殷康，华伟，丁立刚，等 . 致心律失常右室心肌病患者植入埋藏式心律转复除颤 器预防猝死长期随访结果 . 中国循环杂志，2017，32（9）：889-893.

4. CORRADO D，WICHTER T，LINK M S，et al. Treatment of arrhythmogenic right ventricular cardiomyopathy/dysplasia： an international task force consensus statement. Eur Heart J，2015，36（46）：3227-3237.

5. LINK M S，LAIDLAW D，POLONSKY B，et al. Ventricular arrhythmias in the North American multidisciplinary study of ARVC：predictors， characteristics， and treatment. J Am Coll Cardiol，2014，64（2）：119-125.

（王学英　病例提供）

病例 13 非特异性心包炎合并多浆膜腔积液

病历摘要

【基本信息】

患者，男性，52 岁。主因"间断胸闷 3 个月"收入院。

现病史：患者 3 个月前出现胸闷伴剑突下不适，无喘憋，胸痛等不适，就诊于北京某医院门诊，考虑患者消化道疾病，给予护胃治疗（具体不详）1 周后症状未见明显缓解，伴双下肢水肿，再次就诊于北京某医院，给予系统检查后考虑心包积液，为进一步寻求治疗就诊于北京另一医院，心脏超声示中 - 大量心包积液（以侧后壁为著），下腔静脉增宽，左房增大，左室收缩功能减低，左室下后壁运动减低。胸部 CT 可见双侧胸腔积液（中量）。给予呋塞米及螺内酯口服，近日来患者胸闷、喘憋症状较前明显加重，不能平卧，频发夜间憋醒，伴活动量进行性减低，伴咳嗽无痰，双下肢轻度水肿，就诊于我院。

既往史：对磺胺类药物有过敏史。

【体格检查】

体温 36.5℃，脉搏 120 次 / 分，呼吸 18 次 / 分，血压 90/70 mmHg。神志清，半卧位，口唇无发绀，双侧颈静脉充盈，颈部未闻及血管杂音，双肺呼吸音低，以右肺为著，未闻及干、湿性啰音及哮鸣音，心界向两侧扩大，心率 135 次 / 分，心律不齐，心音遥远，各瓣膜听诊区未闻及病理性杂音，腹部无膨隆，无压痛、反跳痛及肌紧张，肝颈静脉回流征阳性，肝脏边缘位于右侧季肋下 2 cm 处，脾肋下未触及肿大，双下肢无水肿，可及奇脉。

【辅助检查】

（1）外院检查（2016 年 3 月 9 日）

胸部 CT：双侧胸腔积液伴双下肺膨胀不全；右肺尖纤维条索影，考虑陈旧性病变；左肺下叶癍片条索影，考虑炎症性病变；左肺小结节；纵隔内多发淋巴结；心包大量积液。凝血检查示：D- 二聚体 4.86 mg/L，血凝显示 PT 14 秒，PT% 68.2%，INR1.21，FIB 480 mg/dL，APTT 33.6 秒。尿常规检查尿蛋白（＋）。生化检查：定量 C 反应蛋白 22.1 mg/L，白蛋白 34.7 g/L，TC 2.82 mmol/L，TG 0.56 mmol/L，BUN 4.47 mmol/L，Cr 73 μmol/L，UA 304 μmol/L，血糖 5.06 mmol/L，HCY 20.18。血常规检查：白细胞 8.13×10^9/L，血红蛋白 138 g/L，血小板 333×10^9/L，中性粒细胞（%）71.2%；NT-proBNP 456 pg/mL。电解质、肝肾功能及心肌酶未见明显异常。血沉、K^+、Na^+、Cl^-、甲状腺功能、乙肝 5 项、便常规未见明显异常。

（2）我院检查（2016 年 3 月 16 日）

超声心动图：LVEF 57%，心包积液（大量）、心包腔内中等回声（性质待定）、二尖瓣反流（轻度）、三尖瓣反流（轻度）。胸部超声示：双侧胸腔积液，右侧最大深度 11.5 cm，左侧最大深度 7.2 cm。心电图示心房扑动伴快速心室率（图 13-1）。胸部 CT：双肺纹理重，右肺下叶陈旧病变；双肺散在渗出；双侧胸腔积液、心包积液；双侧胸膜增厚。CTPA 未见明显异常（图 13-2）。

【诊断】

非特异性心包炎、心包积液（大量）、心律失常 - 心房扑动伴快速心室率、左房增大、双侧胸腔积液伴双下肺膨胀不全、纵隔内多发淋巴结。

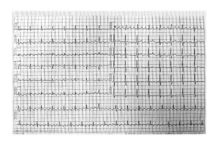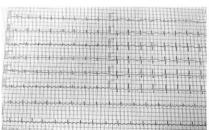

图 13-1 心电图检查

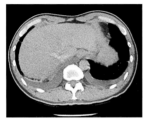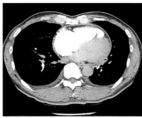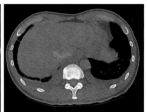

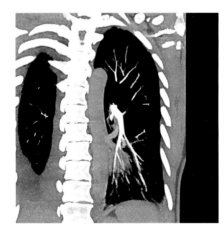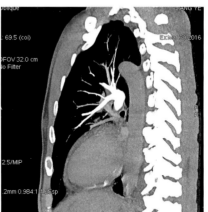

图 13-2 肺 CTPA 检查

【治疗经过】

入院后给予利尿减轻心脏负荷，阿司匹林抗血小板、地高辛减慢心率等治疗，患者喘憋症状基本消失，心功能状态较前明显改善。

行心包穿刺引流置管术，共引出血性心包积液 660 mL。复查心脏超声心包积液未见增长。此后，给予患者行右侧胸腔积液引流置管术，共引出胸腔积液 1240 mL。复查胸腔 B 超提示胸水较前明显减少。病理结果：心包积液包埋可见红细胞、炎细胞、增生的组织细胞和间皮细胞，未见明显异型性（免疫组化）。心包积液为渗出液，胸腔积液为漏出液为主，均不支持结核及肿瘤诊断。

复查（2016 年 3 月 29 日）胸部超声示：左右两侧胸腔积液在 2.0 cm 左右。超声心动图示：EF 59%，FS 30%，LVPWd 9 mm，LVIDd 40 mm，LVIDs 28mm，RVDd 27 mm，RAd 39 mm × 53 mm，右心增大，二尖瓣反流（轻度），三尖瓣反流（轻度），左室舒张功能减低。

病例分析

患者中年男性，因胸闷入院，查体血压偏低，颈静脉充盈，肝颈静脉回流征阳性，房扑心律，心率最快 140 次 / 分，UCG 示大量心包积液，胸部 B 超示大量胸腔积液，分别给予抽取积液后并留取化验，根据化验结果，患者的病因考虑如下：①病毒感染：追问病史患者无发热等炎症病程，但心包积液为渗出液，故不除外病毒性心包炎可能。②结核：患者无结核病相关症状，血沉正常、结核相关抗体正常，ADA 基本正常，故暂不考虑结核可能。③心力衰竭：患者无慢性心脏病史，EF 值及 LVDD、BNP 等均正常，但患者 UCG 提示右房扩大，并有右心衰竭症状及体征，故考虑存在右心衰竭，但目前病因不明确。④肿瘤：常见的有纵隔肿瘤、心包原发肿瘤、其他肿瘤转移至心包、肺部肿瘤等，目前相关检查均不支持，必要时可 PET 检查进一步明确。⑤结缔组织疾病：患者无相关症状，免疫学指标均正常，故暂不考虑。

病例点评

多浆膜腔积液是一种常见的临床现象，患者在病程中同时或相继出现胸腔积液、腹水、心包积液。其病理生理与单纯的胸腔积液、腹水、心包积液相似。正常心包膜液为 20 ~ 50 mL。该患者有胸闷、喘憋症状，与积液产生的部位有关。三浆膜腔积液多见于恶性积液、结缔组织病、心功能不全、缩窄性心包炎等，但以良性病变为主；血性积液多见于胸腔合并心包积液。多浆膜腔积液患者首发部位难以确定，而且血沉大多偏快，对明确诊断意义不大。可对积液部位进行穿刺，留取标本，明确积液性质，是漏出液还是渗出液、明确有无癌细胞、结核等可能；完善免疫学相关检查，明确有无结缔组织相关疾病；再针对病因进行相关治疗。同时也要注意随访，虽然经过积极治疗后患者心包积液及胸腔积液均明显减少，心率减慢，应注意定期复查，预防复发，注意患者有进展为缩窄性心包炎可能。

参考文献

1. 张弘，蔡柏蔷. 多浆膜腔积液 241 例临床分析. 临床内科杂志，2003，20（12）：644-646.

2. 戴宇辉，邹胜华，张爱国. 多浆膜腔积液 61 例临床分析. 中国医师杂志，2006，8（3）：376-377.

3. IMATAKI O，WATANABE N，MATSUMOTO K，et al. Chronic myelomonocytic leukemia presenting with polyserosis due to an immune-mediated monocyte activation. Clin Case Rep，2014，2（2）：42-44.

（王丽娟　病例提供）

病例 14　心肌淀粉样变

病历摘要

【基本信息】

患者，男性，60 岁。主因"间断胸闷、喘憋 10 余天，加重 2 小时"，由急诊以"急性左心衰竭"收入院。

现病史：患者 10 余天前无明显诱因出现胸闷、憋气，喘息貌，伴夜间阵发性呼吸困难，不能平卧，伴心悸、大汗，无咳嗽、咳痰，持续 10 分钟后症状可缓解，未予系统检查治疗。10 天来患者间断出现胸闷、喘憋等不适，伴随症状、持续时间较前无明显变化，每日发作 2～3 次，均可自行缓解。2 小时前患者胸闷、喘憋较前明显加重，伴大汗，症状持续不缓解，就诊于我院急诊，给予吸氧、利尿等对症治疗后喘憋症状较前有所好转。

既往史：10 年前患支气管扩张，伴咯血，曾给予输血治疗；否认手术史，否认药物及食物过敏史。否认明确高血压、糖尿病、心脏病等病史，6 个月前于北京某医院诊断为多发性骨髓瘤（轻链型），心肌广泛淀粉样变性，行冠脉增强 CT 未见明显异常，行肌肉活检提示"淀粉样物质沉积"，心脏磁共振成像（CMR）：符合心脏淀粉样改变，左室增大，左右室收缩功能减低，LVEF 39.5%，RVEF 36.8%，左房及房间隔弥漫线样延迟强化，左室及室间隔心肌不均匀增厚，心内膜下首过灌注减低，伴心肌弥漫延迟强化，心内膜下为著，心包少量积液，双侧胸腔积液。其后应用硼替佐米、地塞米松方案行 6 程化疗。

【体格检查】

脉搏 90 次 / 分，血压 96/66 mmHg。消瘦状态，神志清，口唇无发绀，双侧颈静脉充盈，颈部未闻及血管杂音，双肺呼吸音粗，双下肺可闻及少量湿性啰音，心界扩大，心音低钝，心率 90 次 / 分，心律齐，各瓣膜听诊区未闻及病理性杂音，心包摩擦音及额外心音，腹部无膨隆，无压痛、反跳痛及肌紧张，肝脾肋下未触及肿大，双下肢重度凹陷性水肿。

【诊断】

喘憋待查；急性左心衰竭、心功能Ⅳ级（NYHA 分级）；心肌淀粉样变性；房间隔缺损；胸腔积液；多发性骨髓瘤（轻链型），化疗 6 程后。

【治疗经过】

患者入院后查心电图（图 14-1）：窦性心律，肢导低电压。

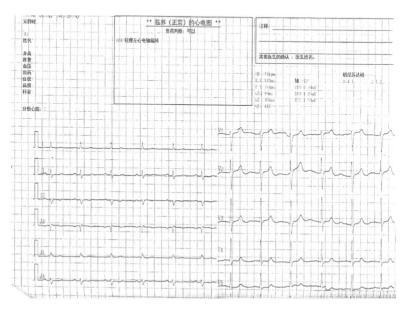

图 14-1 入院心电图检查

超声心动图（图 14-2）：LVEF 19%；Simpson 法：28%，左心、右房扩大，左室壁肥厚，室壁回声明显增强，呈颗粒样回声，运动普遍减低，房间隔小缺损或卵圆孔再开放，房水平左向右分流信号，升主动脉及主动脉窦部增宽，主动脉反流（轻度），二尖瓣反流（轻度），三尖瓣反流（轻度）肺动脉高压（轻度），心包积液（少量）、左心功能明显减低。

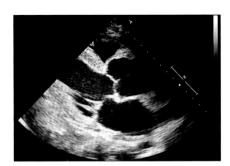
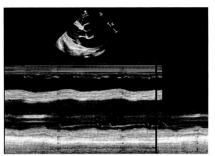
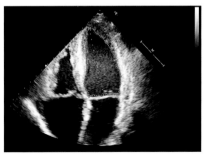

图 14-2　超声心动图检查

胸部超声：双侧胸腔积液，右侧深 10 cm，左侧深 3 cm。心梗三项：cTnI 0.023 ng/mL，Myo 98 ng/mL，CK-MB 2.36 ng/mL，NT-proBNP 6890 pg/mL。生化：BUN 4.2 mmol/L，Cr 68 μmol/L，K^+ 3.3 mmol/L。诊断为急性左心衰竭，病因为多发性骨髓瘤（轻链型）继发的心肌淀粉样变性。予患者右侧胸腔穿刺、置管引流，给予白蛋白 10 g 静脉输注（每日 1 次）共 4 日、托拉塞米 20 mg 静脉注射（每日 1 次，白蛋白后）、氯化钾缓释片 1000 mg（每日 2 次），门冬氨酸钾美片

4 片（每日 3 次），那曲肝素钙注射液 0.4 mL 皮下注射（每 12 小时 1 次），螺内酯 20 mg（每日 1 次）。7 天后将托拉塞米 20 mg 静脉注射（每日 1 次），改为托拉塞米片 10 mg（每日 1 次），因患者血压水平偏低，血压波动于 88 ～ 95/40 ～ 55 mmHg，无法应用 ACEI 类药物和 β - 受体阻滞剂。患者喘憋症状逐渐好转，可平卧入睡，下肢水肿逐渐减轻。

病例分析

1. 什么是心肌淀粉样变性

心肌淀粉样变性（cardiac amy oidosis，CA）是由于原发性或继发性因素致使淀粉样物质沉积于心肌组织，从而引起心脏舒缩功能和（或）传导系统障碍，具有典型限制性心肌病临床表现的一组疾病。所谓的淀粉样物质是前体蛋白以异常的 β 折叠形式沉积在细胞外的某种自体蛋白纤维，经过刚果红染色在偏振光显微镜下，呈现苹果绿双折射，在电镜观察下，可见直径 7.5 ～ 10.0 nm 无分支皱褶结构排列。目前，已经确定 31 种前体蛋白可形成淀粉样纤维蛋白，其中 11 种可导致心脏受累。基于前体蛋白、治疗、预后等，目前多将 CA 分为原发性（AL）、继发性（AA）、遗传性、老年系统性或孤立性心房淀粉样变。此病例中患者是多发性骨髓瘤（轻链型）引起的继发性心肌淀粉样变性。

2. 心肌淀粉样变性的主要影像学表现和诊断方法

（1）超声心动图

超声心动图是心肌淀粉样变性患者心脏无创评价的首要手段，且随着技术的不断更新与发展，典型的心脏超声特征包括：室间隔增厚或左心室肥厚（或双心室肥厚）；心肌内可见颗粒样回声；舒张功能减退而收缩功能尚基本正常，部分患者也可出现瓣膜增厚和收缩功能减低，应注意的是颗粒样回声是其特征性表现，心脏舒张功能受损是最早期的心脏超声异常表现，往往在症状出现之前出现；心内血栓，这与心脏收缩功能减低、心房颤动及心房内血流缓慢有关。此患者心脏功能衰竭已进入终末期，表现为严重的收缩和舒张功能不全，其超声心动图示心肌组织呈特征性的颗粒样回声，血流缓慢，因此给予低分子肝素抗凝治疗。

（2）心脏磁共振成像

心脏磁共振成像（cardiac magnetic resonance，CMR）诊断心肌淀粉样变性的敏感性80%，特异度94%，阳性预测值92%，阴性预测值85%。心肌淀粉样变性的钆延迟现象（LGE）特征性地表现为心内膜弥漫、环形延迟钆强化和清除延迟。钆有间质分布特点，在心肌淀粉样变性患者心脏间质体积增加，因为正常心肌被替换为淀粉样纤维，因此，钆在组织停留延长。心脏磁共振可用于心肌淀粉样变性和可能引起心肌肥厚的其他疾病的鉴别诊断，如肥厚型心肌病、高血压等。

（3）心肌淀粉样变性的确诊需要组织学证据证明淀粉样物质沉积

从安全的角度考虑，心外组织活检作为首选。取材部位可以选择非特异性组织，如直肠或腹壁脂肪，也可选择可疑受累器官或者组织，如肝脏、肾脏及神经组织。心外组织活检阳性同时存在典型的心脏超声或心脏磁共振影像特征可以确诊心肌淀粉样变性，而不需要有创的心内膜组织活检。此患者行肌肉活检提示"淀粉样物质沉积"，结合心脏磁共振影像学表现，可确诊为心肌淀粉样变性。

3. 如何治疗心肌淀粉样变性

心肌淀粉样变性发病的几个关键步骤均为治疗靶点，包括减少淀粉样前体物质生成、干扰淀粉样物质形成及促进淀粉样物质沉积物的溶解，主要药物包括硼替佐米等，但应警惕硼替佐米可能造成心力衰竭症状加重、射血分数（EF）下降、水肿加重、体位性低血压和低血压的发生。心脏支持治疗对于提高生活质量和给予特定治疗时间发挥重要作用。对于未发生收缩性心力衰竭的心肌淀粉样变性，并无证据表明血管紧张素转换酶抑制剂（ACEI）、血管紧张素受体拮抗剂（ARB）及 β - 受体阻断剂对该类患者有益，反而易致低血压和低心输出量。此病例中患者虽然有严重的收缩性心力衰竭，但因其血压水平偏低，仍无法应用 ACEI 类药物和 β - 受体阻滞剂。洋地黄类药物因易在心肌聚集而导致中毒，被限制应用，患者同样难以耐受钙通道阻滞剂使用。直立性低血压症状、低血压可以给予 α 受体激动剂米多君或弹力袜改善。心力衰竭急性期应每日判断外周液体潴留程度，监测血压、心率，调整利尿剂和扩血管药物剂量，避免过度应用造成低血压和电解质紊乱。营养不良与消瘦是淀粉样变患者的显著临床特征，适当的热量摄入及良好营养状态的维护成为治疗重要组成部分，不仅能一定程度上改善预后及生活质量还增加对针对性治疗的耐受性。心肌淀粉样变性的整体预后不佳，但这随其不同的类型、治疗方案是否及时，以及治疗的反应不同而不同。

📋 病例点评

淀粉样变性是一种多系统受累的全身性疾病，一旦心脏受累，预后不佳。了解心肌淀粉样变性的临床特征，尽早联合先进的影像技术进行筛查，及时通过外周或受累器官多部位组织活检进行病理学确诊及分型，是正确治疗和改善预后的关键。其中超声心动图和心脏磁共振成像均有较特异的影像学表现。

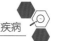

参考文献

1. PALLADINI G，MILANI P，MERLINI G. Novel strategies for the diagnosis and treatment of cardiac amyloidosis. Expert Rev Cardiovasc Ther，2015，13（11）：1195-1211.

2. ZHAO L，FANG Q. Recent advances in the noninvasive strategies of cardiac amyloidosis. Heart Fail Rev，2016，21（6）：703-721.

3. KOURELIS T V，KUMAR S K，GO R S，et al. Immunoglobulin light chain amyloidosis is diagnosed late in patients with preexisting plasma cell dyscrasias. Am J Hematol，2014，89（11）：1051-1054.

4. MALESZEWSKI J J. Cardiac amyloidosis：pathology，nomenclature，and typing. Cardiovasc Pathol，2015，24（6）：343-350.

5. DIOMEDE L，ROGNONI P，LAVATELLI F，et al. A Caenorhabditis elegans-based assay recognizes immunoglobulin light chains causing heart amyloidosis. Blood，2014，123（23）：3543-3552.

（毛 雯 病例提供）

病例 15 胸闷、心悸、突发晕厥表现的肺栓塞

病历摘要

【基本信息】

患者，女性，56 岁。主因"间断胸闷、心悸半月余，1 小时前突发晕厥 2 次"于 2010 年 6 月 25 日由急诊收入院。

现病史：患者半月余前晨起活动时感胸闷、心悸，伴视物模糊、乏力，持续约 15 分钟，上 5 层楼时感呼吸困难，休息约 20 分钟缓解，无胸痛，无意识障碍及咯血，于外院就诊（详见"治疗经过"部分）。行冠脉造影示前降支中段心肌桥，收缩期狭窄 60%，心肌桥远端节段性狭窄 70%，第一对角支近段狭窄 90%，余冠脉未见明显狭窄，术后规律服药，无明显不适。患者于 2010 年 6 月 25 日晨起排尿后休息时突发晕厥，无胸痛、喘憋，无肢体抽搐及二便失禁，无咯血，约 5 分钟意识自行恢复，但感乏力，"120"急救车心电图示窦性心动过速，$S_I Q_{III} T_{III}$，右胸前导联 V1 ～ V3 T 波倒置，患者被运至急救车上再次出现意识丧失，伴口吐白沫、大汗，大动脉搏动消失，血压不能测出，即刻行心肺复苏术（CPR）约 5 分钟，并静脉滴注多巴胺升压，患者意识逐渐恢复来我院。

既往史：高血压病史 5 年，血压最高 160/90 mmHg，口服氨氯地平 5 mg/d，血压控制在 130/80 mmHg，高脂血症 2 年，否认糖尿病及其他病史，孕 1 产 1。

【体格检查】

体温 36.5 ℃，脉搏 113 次 / 分，呼吸 25 次 / 分，血压 84/48 mmHg。神志清，精神萎靡，呼吸急促，口唇发绀，双侧颈静脉充盈，胸骨左缘 Ⅲ -V 肋间局部略塌陷伴压痛，双肺呼吸音粗，未闻及干、湿性啰音，心率 113 次 / 分，心律齐，P2 > A2，各瓣膜听诊区未闻及杂音，腹软，肝脾肋下未触及，双下肢无水肿。

【辅助检查】

入院当日 cTnI ≤ 0.16 ng/mL，Myo 131.7 ng/mL，CK-MB 3.42ng/mL；次日复查 cTnI 0.45 ng/mL，Myo 35.2 ng/mL，CK-MB 2.26 ng/mL；D-二聚体 2.2 μg/mL，FIB509 mg/dL，NT-proBNP 7250 pg/mL；血气分析示 pH 7.488，PaO_2 48 mmHg，$PaCO_2$ 18 mmHg；心磷脂抗体阴性，狼疮抗凝血因子试验正常；血浆同型半胱氨酸 10.08 μmol/L。急诊心电图（图 15-1）示窦性心动过速，$S_1Q_{III}T_{III}$ 较前加深，完全性右束支传导阻滞；超声心动图示三尖瓣反流（轻度），肺动脉高压（轻度），未见节段性室壁运动异常；双下肢血管彩超未见异常。急诊经桡动脉冠脉造影（图 15-2）结果显示与 2 周前冠脉造影结果无明显变化，同时行肺动脉造影（图 15-3）显示：左肺下叶动脉近中段充盈缺损，伴狭窄 70% ～ 90%，右肺下叶动脉背段近段充盈缺损，伴狭窄约 90%，测定主肺动脉压 50 mmHg，左肺动脉压 37 mmHg，右肺动脉压 42 mmHg。

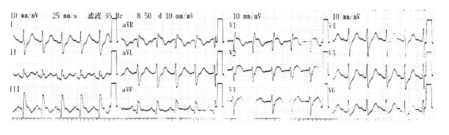

图 15-1 我院急诊心电图（2010 年 6 月 25 日）

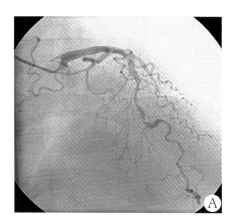

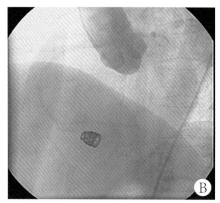

A：左冠脉造影，B：右冠脉造影。

图 15-2 冠脉造影检查

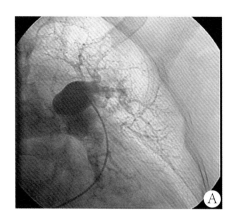

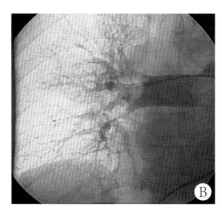

A：左肺动脉造影；B：右肺动脉造影。

图 15-3　肺动脉造影检查

【诊断】

急性肺血栓栓塞症（高危）、冠心病、不稳定性心绞痛、冠状动脉肌桥形成、高血压病 2 级（很高危）、高脂血症、心肺复苏术后。

【治疗经过】

（1）外院住院情况（2010 年 6 月 9 日—12 日）

患者 1 天前晨起活动时感胸闷、心悸，伴视物模糊、乏力，持续约 15 分钟，上 5 层楼时感呼吸困难，休息约 20 分钟缓解，无胸痛，无意识障碍及咯血。

入院查体：体温 36.2 ℃，脉搏 78 次 / 分，呼吸 22 次 / 分，血压 145/80 mmHg。神志清，体型匀称，颈静脉无充盈及怒张，双肺未闻及干、湿性啰音，心率 78 次 / 分，心律齐，各瓣膜区未闻及杂音，腹软，肝脾肋下未触及，双下肢无水肿。

辅助检查：（入院时）CK 74 U/L，CK-MB 0.9 ng/mL，LDH 234 U/L，AST 45 U/L，cTnI 0.39 ng/mL；6 小时后复查：CK 100 U/L，CK-MB 3.1 ng/mL，LDH 230 U/L，AST 47 U/L，cTnI 1.94 ng/mL；D- 二聚体 489 μg/L，FDP 10.2 μg/mL；心电图示窦性心律，T 波低平，

笔记

Ⅰ导联可见S波，Ⅲ导联可见Q波；心脏超声：三尖瓣反流（轻度），肺动脉高压（轻度），SPAP 43 mmHg，左室舒张功能减低（早期）；胸部X线片未见异常。入院后给予抗血小板、降压、调脂等治疗，行经股动脉冠脉造影示：左冠状动脉主干、回旋支及其分支血管管壁不规则，前降支中段心肌桥，收缩期狭窄60%，心肌桥远端节段性狭窄70%，第一对角支近段狭窄90%；右冠脉非选择造影未见异常。确定诊断：冠心病、不稳定性心绞痛、高血压病2级（很高危）、高脂血症。

诊疗经过：患者冠脉造影术后应用股动脉缝合装置，并局部沙袋压迫6小时，右下肢制动9小时。患者术后第二天血压下降至90～100/60～65 mmHg，暂停用降压药，给予阿司匹林100 mg（每日1次），硫酸氢氯吡格雷75 mg（每日1次），低分子肝素5000 IU皮下注射（每12小时1次），辛伐他汀20 mg（每日睡前），美托洛尔25 mg（每日3次）等治疗。患者住院3天，于6月12日症状好转出院，患者出院时心电图示Ⅰ导联S波较入院时减小，胸前导联V1～V2 T波倒置。患者出院后规律服药（未服用降压药物），血压95～120/55～60 mmHg。

（2）本次住院情况

患者行急诊冠脉造影及肺动脉造影术后安返CCU，给予密切监测生命体征及24小时出入量，心电图示窦速，$S_{Ⅰ}Q_{Ⅲ}T_{Ⅲ}$较前变浅，V1～V4导联T波倒置，胸部X线片（图15-4）示双肺纹理略增重模糊。给予低分子肝素钙6000 IU皮下注射，每12小时1次；口服华法林抗凝，根据INR调整华法林剂量；多巴胺升压、补液、他汀调脂、对症治疗；抗生素预防并发感染；因心肺复苏术后呼吸时感胸痛明显，给予胸带固定。患者血压100～110/60～70 mmHg，

S_pO_2 96% ～ 100%（鼻导管吸氧 3 ～ 5 L/min），无胸闷、气短等不适，血气分析正常。

考虑到该患者经积极抗凝对症治疗血流动力学基本稳定，临床上无明显缺氧症状，血气分析结果正常，入院前心肺复苏史，查体局部胸廓略塌陷伴压痛，可能存在胸廓损伤，溶栓出血风险较大，故未予溶栓。2010 年 7 月 20 日，病情好转出院，患者无不适，口服华法林 6.75 mg/d，出院时血压 110 ～ 130/70 ～ 80 mmHg，INR 稳定在 2.3 ～ 2.5，血气分析正常，pH 7.375，PaO_2 89.5 mmHg，$PaCO_2$ 45.8 mmHg；心电图（图 15-5）示窦律，$S_IQ_{III}T_{III}$ 较前明显变浅，III 导联及 V2 ～ V4 导联 T 波直立；超声心动图未见异常，SPAP 20.1 mmHg；CT 肺动脉造影 (CTPA)（图 15-6）示左右肺动脉主干及各叶动脉、段动脉管壁光滑、未见明显狭窄及闭塞。随访至今，患者一般情况良好，无胸闷气短等不适，坚持服用华法林，规律监测 INR 稳定在 2.0 ～ 3.0。

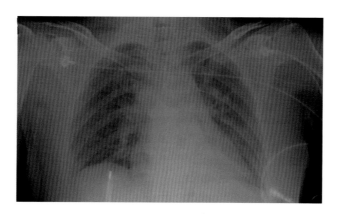

图 15-4　床旁胸部 X 线片（2010 年 6 月 25 日）

笔记

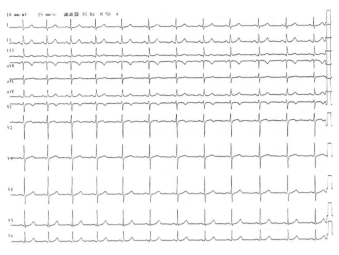

图 15-5　出院心电图（2010 年 7 月 20 日）

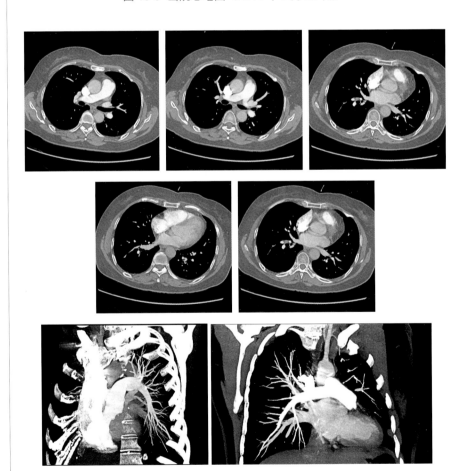

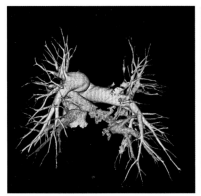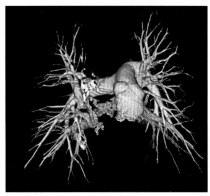

图 15-6　出院前 CTPA

病例分析

　　肺栓塞（ pulmanary embolism，PE ）是临床相对多见的心血管急症，临床表现多缺乏特异性，易误诊、漏诊而危及生命，因此早期诊断非常重要。肺血栓栓塞症（pulmonary thromboembolism，PTE）占 PE 的绝大多数，与深静脉血栓形成（deep venous thrombosis，DVT）共属于静脉血栓栓塞症（venous thromboembolism，VTE）。血气分析是诊断 PTE 的筛选指标；D- 二聚体由于特异性较低，主要价值在于排除 PTE；心电图对 PTE 诊断无特异性。急性 PE 心电图是多变的，虽对 PTE 诊断无特异性，但仍有一些特征可循，需动态观察并密切结合临床加以识别。PTE 心电图变化呈一过性、多样性。右室负荷增加、右室扩张引起 $S_IQ_{III}T_{III}$，仅占确诊 PTE 的 15% ～ 25%，早于右束支传导阻滞出现；完全 / 不完全性右束支传导阻滞在 PTE 中发生率约 25%；胸前导联 V1 ～ V4 T 波倒置较常见，可仅限于 V1 导联，也可波及 V1 ～ V6 导联。该患者发生第二次晕厥前 EKG 显示窦性心动过速，$S_IQ_{III}T_{III}$，Ⅰ、Ⅱ、aVL、aVF 及 V4 ～ V6 导联

ST 段压低，V1、V2 导联 T 波倒置，第二次晕厥心肺复苏后，心电图较前变化更显著，窦性心动过速，Ⅰ导联 S 波、Ⅲ导联 Q 波及 T 波倒置较前加深，完全性右束支传导阻滞。

超声心动图用于诊断、预后评估、鉴别其他心血管疾病，直接征象可见肺动脉近端或右心腔血栓；间接征象为右心负荷过重表现，如右心室壁局部运动幅度下降，右室和（或）右房扩大，三尖瓣反流速度增快，室间隔左移运动异常，肺动脉干增宽。胸部 X 线片可见肺动脉段突出、右下肺动脉干增宽或伴截断征、右室扩大、肺纹理稀疏等；影像学检查包括 CTPA、核素通气 – 灌注扫描、磁共振肺动脉造影等。肺动脉造影是目前确诊 PTE 的"金标准"，敏感性 98%，特异性 95% ～ 98%。另外要注意静脉血栓栓塞症的危险因素，一方面为遗传性易栓倾向，包括遗传性抗凝血酶Ⅲ缺乏、遗传性蛋白 C 缺乏、活化的蛋白 C 抵抗、遗传性蛋白 S 缺乏、凝血酶原基因 *G20210A* 变异、先天性纤溶异常；另一方面为获得性危险因素，如高龄、动脉疾病、肥胖、真性红细胞增多症、管状石膏固定患肢、VTE 病史、近期手术、创伤或活动受限、急性感染、抗磷脂抗体综合征、长时间旅行、肿瘤、妊娠、口服避孕药或激素替代治疗、起搏器或 ICD 植入、中心静脉置管等。

该患者在第一次冠脉造影后 2 周发生较大面积 PE，可能的原因：①患者第一次入院可能合并了小的 PE，由于冠脉造影发现冠脉狭窄而被忽略；②患者在第一次冠脉造影检查后第二天开始血压下降，可能由于穿刺操作损伤血管内膜，触发患者体内凝血机制，导致大面积 PE；③第一次股动脉穿刺后患者右下肢制动，导致下肢深静脉血栓形成，进而导致 PE。

关于该患者是否给予溶栓治疗：溶栓治疗的目的是迅速溶解血

栓，恢复肺组织灌注、逆转右心衰竭、增加肺毛细血管血容量及降低病死率和复发率。2011 年 AHA 急性肺栓塞诊断和治疗指南对 PE 溶栓治疗的推荐是：①急性大面积 PE：如其出血风险较低，可考虑溶栓治疗（Ⅱa，B）；②急性次大面积 PE：伴临床不良预后证据（包括新近血流动力学不稳定、恶化性呼吸功能不全、严重右室功能不全及大面积心肌梗死），可考虑溶栓（Ⅱb，C），如无临床症状恶化，或仅有轻度右室功能不全、灶性心肌坏死及原因未明的心脏骤停者，不建议溶栓治疗（Ⅲ，B）；③低风险 PE：不建议溶栓治疗（Ⅲ，B）。2014 年 ESC 急性肺栓塞诊断和管理指南指出：溶栓治疗对于伴有心源性休克和（或）持续性低血压且不伴有绝对禁忌证的高危 PE 患者是一线治疗方法（Ⅰ，B），不推荐在非高危患者常规使用溶栓治疗。2018 中国肺血栓栓塞症诊治与预防指南推荐对于急性高危 PTE，如无溶栓禁忌，推荐溶栓治疗（Ⅰ，B），急性非高危 PTE 患者，不推荐常规溶栓治疗（Ⅰ，C）。急性中高危 PTE，建议先给予抗凝治疗，并密切观察病情变化，一旦出现临床恶化，且无溶栓禁忌，建议给予溶栓治疗（Ⅱ，B）。溶栓时间窗通常在急性 PE 发病或复发后 2 周以内，症状出现 48 小时内溶栓获益最大，溶栓治疗开始越早，疗效越好。该患者经积极抗凝对症治疗血流动力学基本稳定，临床上无明显缺氧症状，血气分析结果正常，而且入院前有心肺复苏史，查体局部胸廓略塌陷伴压痛，可能存在胸廓损伤，溶栓出血风险较大，故未予溶栓。

📋 病例点评

PE 发病率并不低，但其临床表现常不典型，取决于栓子的大小、数量及栓塞的部位等，80% 以上 PE 患者没有任何症状而易被临床忽略，PE 患者如果合并有冠心病，更容易导致该病的漏诊。患者病史上除 CAG 术后短期下肢制动史外无其他明确的 PE 危险因素，入院时有胸闷、呼吸困难症状，血 D- 二聚体和 FDP 升高，心电图已出现 S_1，V1、V2 导联 T 波倒置等右心负荷增加表现，UCG 提示肺动脉压轻度升高，心肌酶 cTnI 略升高，第一次住院可能存在小面积 PE，未能引起足够的重视，未进行 PE 的相关影像检查，延误了疾病的早期诊断和治疗，应重视化验检查的蛛丝马迹。另外，要注意引起 NT-proBNP、cTnI 升高的心脏外疾病，PE 时肺动脉压力升高，右室超负荷导致右室扩张、室壁张力增加，NT-proBNP 及 cTnI 等血清标记物升高，患者危险分层为高危人群，预后较差。心内科医师应放宽思路，当遇到类似情况单纯用心脏疾病无法解释时，应想到 PE 的可能。

参考文献

1. JAFF M R，MCMURTRY M S，ARCHER S L，et al.Management of massive and submassive pulmonary embolism，iliofemoral deep vein thrombosis，and chronic thromboembolic pulmonary hypertension：a scientific statement from the American Heart Association. Circulation，2011，123（16）：1788-1830.

2. SAAR J A，MAACK C，EUROPEAN SOCIETY OF CARDIOLOGY. Diagnosis and management of acute pulmonary embolism. ESC guidelines 2014. Herz，2015，40（8）：1048-1054.

3. 葛均波，徐永健.内科学.8 版.北京：人民卫生出版社，2013.

4. 中华医学会呼吸病学分会肺栓塞与肺血管病学组.肺血栓栓塞症诊治与预防指南.中华医学杂志，2018，98（14）：1060-1087.

（顾菲菲　病例提供）

病例 16 以室速为首发表现的嗜铬细胞瘤

病历摘要

【基本信息】

患者，女性，17 岁。主因"间断心悸 4 年，加重 2 日"入院。

现病史：患者入院前 4 年间断活动时出现心悸，伴双侧颞部至头顶部剧烈锐痛，可间隔多日发作一次，也可一日出现 2 ～ 3 次，每次发作休息 3 ～ 5 分钟逐渐减轻直至消失。入院前 2 天患者无明显诱因心悸发作频繁，同时伴头痛，性质同前症状持续不缓解，于我院急诊就诊，测血压 180/90 mmHg，心电图及心肌酶未见明显异常。

既往史：8 年前因外伤导致右侧下肢骨折并行手术治疗，术后下肢功能恢复良好。

【体格检查】

血压 130/70 mmHg，心率 90 次 / 分，心律齐，未闻及杂音。

【辅助检查】

血常规：WBC 12×10^9/L、N 80.3%。心肌酶谱：CK-MB 153 U/L。尿常规：酮体（＋＋）。快速血糖、肝功能、肾功能、离子（Na^+、K^+、Ca^{2+}）、心梗三项未见明显异常。心电图检查：窦性心律、标准肢体导联及胸导联 T 波均倒置。

【诊断】

心悸原因待查：急性心肌炎？嗜铬细胞瘤？心律失常？右下肢骨折术后。

【治疗经过】

入院后患者反复出现心悸、头痛，多在坐位或立位时发作，发作时心电监测提示室性心动过速，心率 148 次 / 分（图 16-1），伴血压升高 160 ～ 200/90 ～ 100 mmHg，平卧 1 ～ 2 分钟后症状可缓解，住院期间发作过 3 次。心肌酶谱 CK-MB 157 U/L，CK-MB 91 U/L，CK-MB 65 U/L；血儿茶酚胺未见异常；24 小时尿 -17 羟类固醇、儿茶酚胺未见明显异常；尿 VMA（3- 甲氧基 4- 羟基苦杏仁酸）升高，胸部 X 线片、超声心动图未见明显异常；腹部超声及肾上腺增强 CT 于右侧肾上腺发现一占位性病变（直径约 6 cm）（图 16-2）。

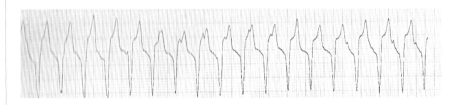

图 16-1 心电图提示室性心动过速

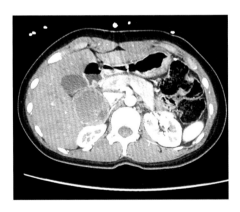

图 16-2 腹部增强 CT 提示右侧肾上腺一占位性病变（直径约 6 cm）

嘱患者卧位，并予美托洛尔及酚妥拉明等药物治疗，行腹腔镜下右侧肾上腺肿物切除术，肿物直径约 6 cm，边界较清，病理回报为右侧肾上腺嗜铬细胞瘤，考虑右侧肾上腺嗜铬细胞瘤诊断明确。

患者术后血压低，给予去甲肾上腺素泵入维持血压，后逐渐停用，血压稳定，症状好转出院。随访 12 个月患者血压正常，未再出现心律失常。

病例分析

嗜铬细胞瘤起源于肾上腺髓质或肾上腺外嗜铬细胞，是能够产生儿茶酚胺的肿瘤。嗜铬细胞瘤主要临床表现为阵发性或持续性高血压，伴有窦性心动过速、阵发性室上性心动过速、房颤或室性期前收缩等心律失常。我们报告了一个罕见的嗜铬细胞瘤病例以室性心动过速为首发表现。频繁发作的室性心动过速基本先于生命体征的变化，如心率和血压的升高。有报道显示从嗜铬细胞瘤突然释放的儿茶酚胺与室性心动过速发生有关。儿茶酚胺水平过高可导致心肌电活动异常，如离子通道过度开放、离子交换泵功能增强，从而造成极大量的 Na^+、K^+ 和 Ca^{2+} 离子通过细胞膜，导致心肌自律性、传导性和触发活动增强。而且，儿茶酚胺水平升高可降低心室颤动阈值，易发生心室颤动，导致猝死，并引起异常复极，导致各种类型的快速心律失常。有研究已经发现犬急性心肌缺血时血浆儿茶酚胺浓度升高，血儿茶酚胺的浓度与室性心律失常的严重程度相关。

嗜铬细胞瘤引起的心脏异常包括心肌炎、急性心肌梗死、短暂性左心室收缩功能不全和心肌病。Bravo 等人报道儿茶酚胺会导致心肌坏死、局部心肌纤维变性并继发纤维瘢痕形成。左心室收缩功能不全类似于应激性心肌病，也称为 Takotsubo 心肌病，在嗜铬细胞瘤的患者中是可逆的。此外，长期高水平儿茶酚胺还可导致心肌肥厚和心力衰竭。

射频消融可以治疗持续性室性心动过速，但不能阻断心律失常

笔记

的发生机制，无法缓解症状或预防其他潜在快速性心律失常的发生。本病例提示临床表现不典型时全面的鉴别诊断很重要，高血压患者表现为持续恶性心悸和头痛，心电图提示室性心动过速或其他快速心律失常，应该与嗜铬细胞瘤进行鉴别诊断。此外，血液和影像学检查有利于诊断，嗜铬细胞瘤切除术后症状可完全解决。术前应用非特异性 α-受体阻滞剂酚妥拉明具有明确的药理理论基础。当存在心动过速或儿茶酚胺诱导的心律失常时，可使用 β-受体阻滞剂普萘洛尔，但为了避免危及生命的高血压，只有在 α-受体阻滞剂应用之后才能开始使用。

总之，此病例表明室性心动过速是嗜铬细胞瘤不典型的首发心血管表现。此病患者会出现频繁发作的室性心动过速伴有血压突变。切除嗜铬细胞瘤会使症状完全缓解。

📋 病例点评

本病例介绍了以室性心动过速为主要表现的嗜铬细胞瘤一例。提示了对于年轻患者出现室性心动过速伴有阵发性血压升高，应充分进行鉴别诊断，尤其要与嗜铬细胞瘤进行鉴别诊断。嗜铬细胞瘤引起室性心动过速的机制与从嗜铬细胞瘤突然释放的儿茶酚胺有关：儿茶酚胺水平过高可导致心肌电活动异常，引起心肌自律性、传导性和触发活动增强，并可降低心室颤动阈值，易发生心室颤动，同时可引起异常复极，导致各种类型的快速心律失常（如窦性心动过速、阵发性室上性心动过速、房颤或室性期前收缩，甚至室速、室颤等）。此病引起的心脏异常包括心肌炎、急性心肌梗死、短暂性左心室收缩功能不全（Takotsubo 心肌病）、心肌肥厚和心力衰竭等。血液及影像学检查有利于诊断，诊断后可行嗜铬细胞瘤切除术并行病理学检查，术后症状可完全缓解。术前可应用非特异性 α - 受体阻滞剂酚妥拉明控制血压；当存在心动过速或儿茶酚胺诱导的心律失常时，可使用 β - 受体阻滞剂进行控制。

参考文献

1. PAULIN F L，KLEIN G J，GULA L J，et al. QT prolongation and monomorphic VT caused by pheochromocytoma. J Cardiovasc Electrophysiol，2009，20（8）：931-934.

2. WITTSTEIN I S，THIEMANN D R，LIMA J A，et al. Neurohumoral features of myocardial stunning due to sudden emotional stress. N Engl J Med，2005，352（6）：539-548.

3. CEREMUZYŃSKI L，STASZEWSKA-BARCZAK J，HERBACZYNSKA-CEDRO K. Cardiac rhythm disturbances and the release of catecholamines after acute coronary occlusion in dogs. Cardiovasc Res，1969，3（2）：190-197.

4. BRAVO E L. Pheochromocytoma：new concepts and future trends. Kidney Int，1991，40（3）：544-556.

5. PARK J H，KIM K S，SUL J Y，et al. Prevalence and patterns of left ventricular dysfunction in patients with pheochromocytoma. J Cardiovasc Ultrasound，2011，19（2）：76-82.

（张苗苗　病例提供）

笔记

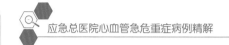
病例 17　横纹肌溶解症伴急性肾损伤

病历摘要

【基本信息】

患者，男性，83 岁。主因"间断心悸、乏力 1 天伴晕厥 9 小时"于 2018 年 1 月 23 日入院。

现病史：患者 1 天前于感冒后出现心悸、乏力，伴有咳嗽、咳痰，咳白色黏痰，痰液较多，并出现胸闷、气喘，无胸痛及后背痛，无恶心、呕吐，无头痛、头晕，先后自服"莲花清瘟颗粒、感冒清热颗粒、白加黑"等药物，症状无缓解。9 小时前排队等候挂号时突发晕厥，无抽搐，无二便失禁，被送至急诊科，心电图示室上性心动过速，心率 154 次 / 分；血压 180/110 mmHg，给予"普罗帕酮 75 mg"静脉注射后恢复窦性心律，考虑"晕厥原因待查？急性冠脉综合征"收入 CCU 监护治疗。

既往史：否认高血压、冠心病、糖尿病、高脂血症、脑梗死等病史；于 20 天前因咳嗽、咳痰在我院呼吸科住院治疗，诊断为"慢性阻塞性肺疾病急性发作、慢性支气管炎、阻塞性肺气肿、右下肺支气管扩张合并感染，反流性食管炎"。30 年前因"脾肿瘤"行手术，因"肝肿瘤"行肝部分切除术（具体性质不详）。吸烟 50 余年，每日 10 ～ 20 支，少量饮酒。

【体格检查】

体温 37℃，脉搏 92 次 / 分，呼吸 23 次 / 分，血压 103/53 mmHg。神志清，消瘦，轻微喘息貌，双肺呼吸音粗，未闻及干、湿性啰音，未闻及胸膜摩擦音。心率 92 次 / 分，心律齐，未闻及心脏瓣膜杂音，腹软，无压痛，双下肢不肿。

【辅助检查】

急诊心电图示：窦性心律，Ⅰ、aVL 导联 T 波低平，其余未见明显 ST-T 改变。心梗三项示 cTnI 0.036 ng/mL，CK-MB 10.0 ng/mL，Myo ＞ 900 ng/mL，NT-proBNP 2191 pg/mL。急诊查血气分析示：pH 6.900，$PaCO_2$ 35.0 mmHg，PaO_2 72.0 mmHg，K^+ 4.70 mmol/L，GLU 8.40 mmol/L，Lac 15.00 mmol/L，HCO_3^- 6.9 mmol/L，BE-25.8 mmol/L，提示酸中毒，给予碳酸氢钠静脉滴注纠酸后复查血气分析提示：pH 7.410，$PaCO_2$ 40.0 mmHg，PaO_2 77.0 mmHg，K^+ 3.90 mmol/L，Lac 6.60 mmol/L，HCO_3^- 25.4 mmol/L；其他化验检查见表 17-1。

表 17-1　患者入院后及出院后随访生化指标变化

时间	ALT	AST	BUN	CREA	CK	K^+	cTnI	NT-proBNP
1 月 23 日	163	207	7.8	163.1		5.11	0.036	2191
1 月 24 日	813	1036	17.47	305	7400	4.21	0.29	
1 月 25 日			26.58	473.2	3679	3.61	0.27	789
1 月 26 日	3310	3880	32.4	628.3	2286	3.5		
1 月 27 日	3305	3350	30.24	688.9	1980	4.22		
1 月 28 日	1993	1241	31.51	750	849	4.59		
1 月 29 日	1169	431	35.19	834	327	4.87		
1 月 30 日			31.1	777.3		4.16		
1 月 31 日	416	66	30.72	889.3	122	4.2		
2 月 6 日	79	23	20.95	765	42	3.7		
4 月 28 日	15	21	12.04	126	55	4.0		

笔记

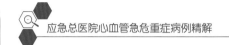
【诊断】

横纹肌溶解；急性肾损伤、肾性贫血、肾性高血压；慢性阻塞性肺疾病合并肺部感染、慢性支气管炎、阻塞性肺气肿；慢性乙型病毒性肝炎、肝功能异常；原发性肝癌、肝左叶切除术后；老年退行性心脏瓣膜病、二尖瓣反流（轻度）、三尖瓣反流（轻度）；代谢性酸中毒；高尿酸血症；反流性食管炎；消化道出血待除外；肺栓塞待除外；血小板减少；低蛋白血症；胆囊结石；肠道感染（真菌）。

【治疗经过】

（1）心血管系统

复查 cTnI 最高 0.57 ng/mL，3 天后恢复正常范围，心电图没有明显动态变化。心肌酶变化不符合急性心肌梗死衍变过程，患者发病无胸闷胸痛，因此不符合急性心肌梗死诊断，冠心病诊断依据不充分；超声心动提示：二尖瓣反流（轻度）、三尖瓣反流（轻度）、左室舒张功能减低 LVEF 53%。因此临床考虑老年性心脏瓣膜病，二尖瓣反流、三尖瓣反流；整个病程中心脏情况稳定。

（2）呼吸系统

患者慢性支气管炎、慢阻肺诊断明确，胸部 X 线片示：双肺间质病变并双肺渗出性病变。右肺门影增大。主动脉硬化，建议胸部 CT 进一步检查。给予哌拉西林舒巴坦抗感染治疗，查肺 CT 示：双肺渗出样变，较前新发，双下肺为著，双侧胸腔积液，痰培养示：松鼠葡萄球菌，给予利奈唑胺、头孢哌酮钠舒巴坦钠抗感染治疗，肺部感染临床治愈。

（3）血液系统

血小板减少，血小板最低 57×10^9/L，给予金薯叶止血合剂及利可君治疗后血小板升至 115×10^9/L；患者存在贫血，HGB 最低 70 g/L，明显低于正常；血凝：PT 34.5 s，INR 3.42，FIB 219 mg/dL，APTT 68.8 s 提示凝血功能障碍；患者出血风险高，给予输注血浆治疗，至 2 月 6 日血小板升至 159×10^9/L，INR 1.48 仍轻度升高。

（4）消化系统

HBsAg 18.71 IU/mL（0 ～ 0.05），HBsAb 0.620 mIU/mL（0 ～ 10），HBeAg 0.325 S/CO（0 ～ 1），HBeAb 0.010 S/CO（1 ～ 1000），HBcAb 10.330 S/CO（0 ～ 1），丙肝病毒抗体（雅培）抗 -HCV 0.070 S/CO（0 ～ 1）。患者既往手术史，根据乙肝五项检查患者既往乙型病毒性肝炎诊断明确。肝功能检查：ALT 3310 U/L，AST 3880 U/L，总胆红素 46.0 μmol/L，直接胆红素 20.4 μmol/L，间接胆红素 25.6 μmol/L，总胆汁酸 35.1 μmol/L，异常升高，腹部超声检查未发现肝脏明显结构异常，给予谷胱甘肽等药物治疗后逐渐恢复正常。排便次数增多，查便潜血阳性，便培养示克柔氏念珠菌、白色念珠菌，加用氟康唑口服，后排便次数减少，复查便潜血阴性，便培养真菌培养未生长。

（5）肌肉系统

入院时，Myo > 400 ng/mL，CK-MB 45.93 ng/mL，第二天复查 CK 7400 U/L，CK-MB 135 U/L，升高达峰值，此后继续监测，1 周后逐渐下降至正常范围。入院后给予阿托伐他汀口服，发现 CK-MB 异常升高后即停用。

（6）泌尿系统

患者 1 个月前曾化验检查肾功能各项均正常范围。入院时 BUN 17.47 mmol/L，Cr 305 μmol/L，eGFR 16.00 mL/（min · 1.73 m²），肾功能异常持续进展，最高升至 BUN 34.91 mmol/L，Cr 987 μmol/ L 伴有少尿，24 小时尿量 160 ～ 350 mL。1 月 26 日开始进行床旁血

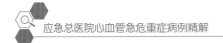

滤治疗，肾功能指标逐渐好转，至 2018 年 4 月 28 日最后化验 BUN 12.04 mmol/L，Cr 126 μmol/L，eGFR 45.00 mL/（min·1.73 m²），肾功能好转。尿量恢复正常，呈现急性肾损伤后慢性迁延过程。

病例分析

患者老年男性，以上呼吸道感染为前驱症状，存在意识丧失，入院后呈现多脏器、多系统受损表现。以横纹肌溶解综合征（Rhabdomyolysis，RM）伴急性肾损伤（Acute kidney injury，AKI）为主要表现。肾功能在 48 小时内较基础值升高超过 50%，因此急性肾损伤诊断明确。追问患者病史，发病前存在腹泻一次，有依替米星使用史，临床不除外药物导致急性间质性肾炎或急性肾小管坏死，因尿中无白细胞及低比重尿出现，诊断依据不足。患者存在明确横纹肌溶解，CM-MB 异常升高，因此临床考虑横纹肌溶解症引起的急性肾损伤可能性大。通过大量补液、利尿、碱化尿液、床旁血液滤过治疗后患者 CM-MB 逐渐下降，肾功能也逐渐改善。横纹肌溶解常见原因有运动过量、肌肉挤压伤、缺血、代谢紊乱、极端体温、药物、毒物、自身免疫、感染等，该患者病史存在应用抗感冒药及氨基糖苷类抗生素（依替米星），依替米星有肝肾功能轻度受损的可能，均未见横纹肌溶解相关报道。临床考虑感染导致肌溶解可能性大。便培养可见克柔氏念珠菌；痰培养可见松鼠葡萄球菌，给予利奈唑胺、头孢哌酮舒巴坦抗感染治疗后患者肺部及消化系统感染临床治愈，各系统异常指标逐渐恢复正常。患者既往有乙肝病史及肝癌术后，此次肝功能异常经保肝治疗后很快恢复，考虑与既往病史无关，为此次发病以后急性肝损伤，不能除外药物相关性。患者发病时存在意识丧失，因患者病情重，搬动风险高，未行头颅

 笔记

CT、MR 检查，后患者未再出现神经系统症状，未进一步检查，入院前一个月曾行头颅 CT 仅见脑白质变性，未见其他异常。因此意识丧失原因不支持脑血管病急性发作。

病例点评

　　横纹肌溶解综合征在临床病例中比较少见，病情轻重不一，临床表现和预后相差很大，容易误诊或漏诊。已知的病因种类达 230 多种，分创伤性和非创伤性两大类，创伤性横纹肌溶解综合征又称挤压综合征，包括爆炸、地震、建筑物倒塌、电击伤、交通事故等任何原因造成的大面积肌肉损伤或缺血。非创伤性横纹肌溶解综合征分为劳力性和非劳力性，劳力性包括过度运动、强体力活动、癫痫持续发作等，尤其在高温潮湿或高海拔的环境下，作大运动量训练易造成运动性横纹肌溶解综合征。非劳力性包括药物（他汀类调脂药、毒麻药、催眠镇静药、解热镇痛药、减肥药等）、中毒（有机磷、毒蕈、一氧化碳、乙醇等）、中风、感染、内分泌及代谢性紊乱、自身免疫性疾病、遗传因素所致代谢性肌病等，他汀类药与其他药物如红霉素、克拉霉素、阿奇霉素、伊曲康唑、华法林、双香豆素、地高辛、吉非贝齐、环孢素、唑沙宗等合用时发生 RM 的机会增加。文献报道中有食用小龙虾引起食源性横纹肌溶解综合征的诸多报道。横纹肌溶解综合征导致 AKI 的发病率为 20% ～ 30%，而且 RM 在 AKI 的发病原因中占 10% ～ 15% 合并 AKI 后如不及时治疗死亡率达 8%。

　　该患者入院前有明确感染病史，国内外病例分析显示，并发横纹肌溶解症的肺炎病原体常见于嗜肺军团菌，其他为流感病毒、肺炎链球菌、肺炎支原体、葡萄球菌。该患者痰培养可见松鼠葡萄球菌，

笔记

因此考虑肺炎球菌感染导致 RM 可能性大，及时给予补液、利尿。连续性血液净化（Continous Blood Purification，CBP）不仅能清除毒素、炎症介质，维持内环境稳定，还有助于清除 Myo，减轻肾脏负担。因此，RM 合并 AKI，无尿或少尿、严重高钾、酸中毒、严重创伤或合并多器官功能不全时，CBP 是首选的治疗方案。本例患者给予补液、床旁血液滤过、激素等治疗，CM-MB 逐渐降低，转入肾内科进一步治疗后肾功能恢复良好。本例患者因心肌酶谱增高，因怀疑"急性心肌梗死"入住心内科，所幸诊断及治疗及时，患者恢复良好。在临床工作中，医生应正确指导患者规范就医和用药，提高诊疗水平，减少误诊、漏诊发生。

参考文献

1. 谢院生，陈香美.加深对横纹肌溶解症的认识.军医进修学院学报，2008，29（6）：447-448.

2. 高伟波，曹宝平，薛晓艳，等. 59 例横纹肌溶解症临床分析.中国急救医学，2011，31（11）：1011-1014.

3. 蔡荣旺，金芹芹，姚远. 横纹肌溶解综合征 1 例.中国校医，2016，30（12）：940.

4. 宗雯琦，甄世祺，陆金凤. 1 例小龙虾引起横纹肌溶解综合征危重病例报告.江苏预防医学，2016，27（2）：227-228.

5. 田国保，李珺，董建平，等.嗜肺军团菌肺炎合并横纹肌溶解症的诊断治疗及国内文献复习.中华实验和临床感染病杂志（电子版），2017，11（6）：622-624.

6. 李世军，许书添，高二志，等. 横纹肌溶解症相关急性肾损伤.肾脏病与透析肾移植杂志，2016，25（1）：14-19.

7. MEISTER J, REDDY K. Rhabdomyolysis: an overview. Am J Nurs, 2002, 102（2）：75-79.

8. ZAGER R A. Rhabdomyolysis and myohemoglobinuric acute renal failure. Kidney Int, 1996, 49（2）：314-326.

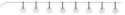
9. CRUZ D N，BAGSHAW S M. Does continuous renal replacement therapy have a role in the treatment of rhabdomyolysis complicated by acute kidney injury? Semin Dial，2011，24（4）：417-420.

10. ZHANG L，KANG Y，FU P，et al. Myoglobin clearance by continuous venous-venous haemofiltration in rhabdomyolysis with acute kidney injury： a case series. Injury，2012，43（5）：619-623.

11. 李珺，徐道亮 . 横纹肌溶解症与急性肾损伤 . 肾脏病与透析肾移植杂志，2013，22（1）：75-80.

（孙淑兰　病例提供）

笔记

病例 18　扩张型心肌病伴三分支传导阻滞植入 CRT

📋 病历摘要

【基本信息】

患者，男性，62 岁。主因"间断喘憋 8 天，加重 12 小时"于 2011 年 10 月 11 日由门诊以心功能不全收入院。

现病史：患者 8 天前无明显诱因出现夜间喘憋，常于夜间睡觉后憋醒，端坐呼吸，10 ~ 30 分钟后症状可缓解，但咳嗽咳白黏痰，无明显的胸闷、胸疼及后背部放射痛等，为进一步治疗收入我科。患者自发病以来，神清，精神稍弱，饮食睡眠可，大小便正常。

既往史：否认冠心病，糖尿病及高血压等病史。有吸烟史 5 年，每日 10 支左右，已戒 40 年。偶有饮酒。

【体格检查】

血压 140/90 mmHg，神志清，精神差，端坐位，口唇发绀，颈静脉充盈，双肺呼吸音粗，双下肺可闻及湿性啰音，右侧为重，心脏向左下扩大。心率 78 次 / 分，心律齐，各瓣膜区未闻及杂音。腹平软，无压痛及反跳痛，肝脾肋下未及。双下肢轻度水肿，肌力正常，神经系统检查阴性。

【辅助检查】

血尿便常规、电解质，肝肾功能未见异常。急诊生化，心梗三项均正常，BNP 931 pg/mL，轻度升高。10 月 11 日心电图

（图 18-1）检查：窦性心律，三分支传导阻滞，一度房室传导阻滞，完全性右束支传导阻滞，左前分支传导阻滞。QRS 宽度 226 ms。

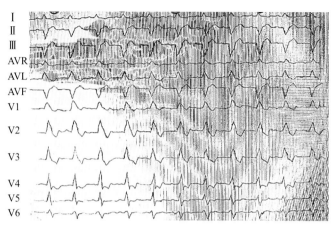

图 18-1　心电图检查（2011 年 10 月 11 日）

【诊断】

扩张型心肌病，心律失常，三分支传导阻滞；心功能Ⅳ级。

【治疗经过】

患者入院后，经积极的抗心力衰竭药物治疗，其临床症状明显改善，端坐呼吸消失，夜间可平卧，并可自行下地活动。

2011 年 10 月 13 日心脏彩超（图 18-2）结果：左房 5.04 cm，左室舒张末内径（LVIDd）9.69 cm，左室收缩末内径（LVIDs）8.48 cm，LVEF 25.6%，FS 12.5%，2DEF 23%；弥漫性左室壁运动减低，左心扩张成球形，左房扩大，左心功能显著减低，二尖瓣反流轻度，三尖瓣反流轻度，肺动脉高压轻度，心包少量积液，室间隔下 2/3 心肌显著变薄（3.8 mm），心尖肌小梁成网状，初步考虑扩张性心肌病，应排除缺血性心肌病。左室射血分数 23%。

患者于 2011 年 10 月 18 日行冠状动脉造影检查，显示冠脉血管未见明显异常。于 2011 年 10 月 24 日行 CRT-P 治疗，植入三腔心脏起搏器。

2011 年 10 月 28 日心电图（图 18-3），QRS 波宽度 180 ms，心房感知心室起搏心律。

2013 年 5 月 15 日心脏超声（图 18-4）结果，LA 4.6 cm，LVIDd 8.43 cm，LVIDs 7.35 cm，LVEF 26.4%，2DEF 12.8%。超声提示：扩张型心肌病，室壁运动弥漫性减低，二尖瓣反流（轻度），三尖瓣反流（轻度），左心功能减低（重度）。

2014 年 4 月 3 日心脏超声结果，LA 48 mm，LVIDd 86 mm，LVIDs 78 mm，LVEF 25%，FS 17%。

2014 年 6 月 11 日心电图结果，QRS 宽度 182 ms，心室起搏心房感知模式。

2014 年 6 月 11 日超声心动图结果，LA 48 mm，LVIDd 70 mm，LVIDs 60 mm，LVEF 30%，2DEF 20%。室壁运动弥漫性减低，二尖瓣反流中重度，三尖瓣反流轻度，左心功能减低、重度，肺动脉高压轻度。

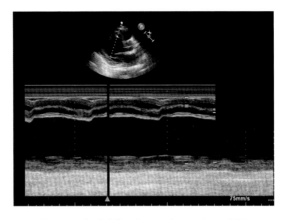

图 18-2 心脏彩超（2011 年 10 月 13 日）

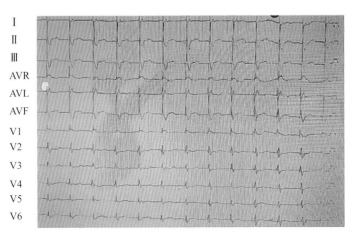

图 18-3　心电图检查（2011 年 10 月 28 日）

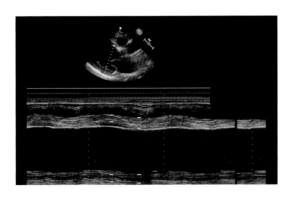

图 18-4　心脏彩超检查（2013 年 5 月 15 日）

病例分析

1. 什么是心脏的再同步化治疗

临床常见宽 QRS 波群的心力衰竭患者，多存在室间或室内传导障碍，心脏收缩时出现室内或室间失同步。心室失同步使心脏失去同向收缩，射血分数下降，心脏排血量减少。进行性的左心室扩大和收缩力下降使二尖环扩张，造成二尖瓣反流。二尖瓣乳头肌和周围心肌收缩失同步又加重反流。心力衰竭后出现的心室失同步化，两者互为因果，形成恶性循环。心脏再同步化治疗（Cardiac Resynchronization Therapy，CRT），是在传统的双腔起搏（即右心房，右心室各植入一个起搏电极）让心房心室按照顺序起搏的基础上增加了左心室起搏，左心室起搏电极经右心房的冠状静脉窦开口，进入冠状静脉左室侧壁、后壁支起搏左室，通过左右心室电极起搏恢复心室同步收缩，减少二尖瓣反流。对于心力衰竭伴心室失同步的患者，这种治疗可能改善患者的心功能，提高运动耐量及生活质量，并显示出逆转左心重构的作用。

2. 心脏的再同步化治疗的适应证有哪些

近年来各国指南对 CRT 适应证均有所变化，其中，被各国广为接受认可的 2016 年 ESC 心力衰竭指南对 CRT 适应证更新要点包括：

①符合下列条件的症状性心力衰竭患者，建议 CRT 以改善症状、降低发病率和死亡率：窦性心律，QRS 间期 ≥ 150 ms，QRS 波呈左束支传导阻滞（LBBB）形态，尽管接受 OMT 但 LVEF ≤ 35%。（Ⅰ类推荐，A 级证据）

②符合下列条件的症状性心力衰竭患者，建议 CRT 以改善症状、降低发病率和死亡率：窦性心律，QRS 间期 130 ~ 149 ms，QRS 波呈非左束支传导阻滞（LBBB）形态，尽管接受 OMT 但 LVEF ≤ 35%。（Ⅰ类推荐，B 级证据）

③对于射血分数下降的心力衰竭（HFrEF）患者，无论 NYHA 分级如何，若存在心室起搏适应证和高度房室传导阻滞，建议 CRT 而不是右心室起搏，以降低发病率，包括房颤患者。（Ⅰ类推荐，A 级证据）

④ QRS 间期 < 130 ms 的患者禁用 CRT。（Ⅲ类推荐，A 级证据）

笔记

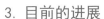

3. 目前的进展

我国 2003 年一项心力衰竭流行病学调查资料显示，在 35～74 岁人群中，心力衰竭患病率为 0.9%。按此比率推算，我国 35～74 岁人群中约有心力衰竭患者 400 万例。心力衰竭的病死率与临床严重程度相关，就中重度心力衰竭而言，5 年病死率可达 30%～50%。与此同时，因慢性心力衰竭引发的医疗花费相当巨大。

近 10 年大量的临床研究证明，CRT 能够改善顽固性心力衰竭患者的症状、提高运动耐量、引起左心室重构逆转，从而降低心力衰竭再入院率及心血管死亡，成了心力衰竭治疗领域具有里程碑意义的一种器械植入治疗方式。所以，美国及欧洲颁布的现行心力衰竭指南中，已将 CRT 作为 Ⅰ 类推荐用于经过最优化的药物治疗仍有纽约心功能分级 Ⅲ 级或 Ⅳ 级症状且左室射血分数 ≤ 35%、窦性心律、QRS 波宽度 ≥ 120 ms 的心力衰竭患者。

ESC 调查显示，接受 CRT 的患者 1 年病死率低于 10%，这项调查再次证实了 CRT 对心力衰竭患者的有益价值。然而，并不是所有的心力衰竭患者均能从 CRT 中获益。既往的临床试验发现，在符合临床试验设计的 CRT 入选标准后接受 CRT 的心力衰竭患者中，仍有超过 1/3 的患者对 CRT 无反应，原因之一是 CRT 入选标准不够严格和准确。

所有心力衰竭指南均强调，将 QRS 时限 ≥ 150 ms 作为界定植入 CRT 的重要标准之一，特别是纽约心功能分级 Ⅱ 级的心力衰竭患者。多种超声技术均已证实，QRS > 120 ms 的扩张型心肌病患者中机械运动不同步的发生率在 40% 以上，而 QRS > 150 ms 的患者中不同步比例高达 70%。临床实践证明，CRT 获益最大者来自 QRS > 150 ms 的患者群体。2016 ESC 心力衰竭指南将 QRS < 130 ms 列为 Ⅲ 类适

笔记

137

应证，强调 QRS < 130 ms 时，CRT 不能使患者获益。

QRS ≥ 120 ms 患者中，LBBB 图形患者的获益证据少于呈 LBBB 图形者。LBBB 为 CRT 经典适应证，那么非 LBBB 患者是否能从 CRT 中获益？传统的左室单位点起搏已经证实，非 LBBB 患者为 CRT 反应率低或无效人群。但是针对左室双部位起搏来讲，改善左室内电同步以促进左室及双室机械同步，经小样本植入发现非 LBBB 患者均有获益。当然，其前提是通过超声或其他手段预先评价患者是否存在左室机械不同步。对于本例患者来说，心电图呈典型的右束支传导阻滞（right bundle-branch block，RBBB）图形，QRS 时限宽达 226 ms，存在严重的双室不同步。经 CRT 治疗之后，QRS 时限显著变窄。虽然左室射血分数未见明显改善，但经过长达 7 年的随访，患者生活状态依然良好，足以证明治疗的有效性。

病例点评

CRT 已经成为一种治疗慢性心力衰竭的有效方法。它主要针对左室收缩不协调，特别是左室侧壁收缩延迟的患者。通过植入左心室电极，部分地恢复心脏收缩的协调性。CRT 使患者获益的可能机制：通过改善室内、房室、室间的同步性问题，恢复机械和电同步、并协助药物纠正神经体液激素紊乱，最终逆转左室重构，有效缓解症状、改善生活质量，进而降低死亡率、延长患者寿命。本例患者在经 CRT 之后，心脏明显缩小，术后仅一周时间，左室舒张末内径由术前的 93 mm，减小到 70.8 mm；左室收缩末内径由术前的 84 mm，减小到 65.1 mm。效果还是非常明显的。

参考文献

1. HSU J C，SOLOMON S D，BOURGOUN M，et al. Predictors of super-response to cardiac resynchronization therapy and associated improvement in clinical outcome：the MADIT-CRT （multicenter automatic defibrillator implantation trial with cardiac resynchronization therapy） study. J Am Coll Cardiol，2012，59（25）：2366-2373.

2. 刘金秋，高连群 . 心力衰竭心脏再同步化治疗指南的沿革 . 中华临床医师杂志（电子版），2015，9（9）：1491-1493

（刘 鹏 病例提供）

病例 19 双腔起搏器植入术后 T 波记忆现象

病历摘要

【基本信息】

患者，女性，55 岁。主因"反复胸闷 3 个月"收入院。

现病史：1 年前因二度 II 型房室传导阻滞（2 ∶ 1 传导，图 19-1）植入永久心脏起搏器（DDD）。患者 3 个月前无明显诱因出现胸闷气短，无胸痛、呼吸困难，亦无头晕黑蒙症。就诊时，心电图（图 19-2）示：心房起搏、心室感知，II、III、aVF 和 V1 ~ V5 导联 T 波倒置，且 T 波有动态变化。患者夜间睡眠差，多梦，易惊醒。

既往史：无高血压和糖尿病史。

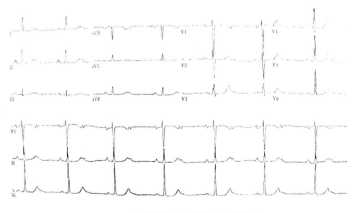

图 19-1 起搏器植入术前心电图检查

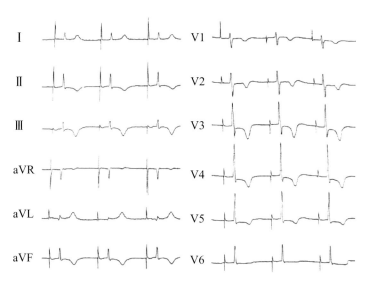

Ⅱ，Ⅲ，aVF，V1～V5 导联出现 T 波记忆，类似于"冠状 T 波"。

图 19-2　程控后 T 波记忆心电图检查

【体格检查】

体格检查未见任何异常。

【诊断】

冠心病，不稳定性心绞痛，双腔起搏器植入术后。

【治疗经过】

患者入院后，完善血、尿、便常规和血气、生化、电解质及心脏标志物等实验室检查，除甘油三酯和尿酸稍高外，未发现其他异常，胸部 X 线片和超声心动图检查也未见异常。遂先按急性冠脉综合征治疗，给予阿司匹林、玻力维、阿托伐他汀和硝酸酯类药物，效果不佳，并出现头痛症状。

一周后行冠脉造影检查，亦未显现任何冠脉病变。上级医生查房考虑患者 T 波改变有可能因起搏器参数设置所致，为患者程控起搏器，先调整参数，缩短 AV 间期，使心房、心室 100% 起搏

笔记

（图 19-3），发现参数调整后心电图立即出现显著改变：心房、心室起搏时可见Ⅱ，Ⅲ，aVF，V1～V5 导联 QRS 主波方向由原先的正向变为负向，且患者不适症状较前更甚；第二天再次修改参数，将缩短的 AV 间期恢复至调整前，且较前更长，变为心房起搏、心室感知模式，患者症状大为减轻，此时心电图显示Ⅱ、Ⅲ、aVF 和 V1～V5 导联 QRS 主波方向又恢复到原先的正向，但 T 波倒置较前明显加深，呈典型的"冠状 T 波"（类似图 19-1），以后每日观察心电图，发现 T 波倒置逐渐变浅，4 天后 T 波恢复直立或双相。

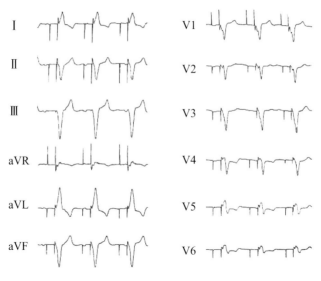

心室起搏时可见Ⅱ，Ⅲ，aVF，V1～V5 导联 QRS 主波方向向下。

图 19-3 起搏器植入术后起搏时心电图检查

病例分析

T 波记忆或称心脏记忆是近些年来才被人们认识的一种正常的心电现象，其典型表现是当心室激动顺序改变时由于电张调整作用使 T 波极性与除极异常时的 QRS 波群主波同向，心电图表现为 T 波低平或倒置，极易与心肌损伤或心肌缺血心电图相混淆。

T波记忆的发生机制尚不明确。有证据显示，心脏记忆T波出现时多伴有心肌离子通道及相应心电生理的改变。当右室心尖起搏时，心室内除极顺序类似左束支传导阻滞，可发生继发性T波改变，与异常的QRS波群改变并存。同时，心脏为适应异常的心室激动顺序，通过电张调整机制使T波与QRS同向。当自主窦性心律恢复后，心室传导顺序恢复正常，继发性T波改变机制消失，但电张调整性机制依然存在，心脏仍记忆右室起搏时的激动顺序，故在原起搏心律时QRS波群主波向下的导联出现T波倒置。

本例患者胸闷症状发作3个月，心电图呈"冠状T波"，似有T波的"动态变化"，临床诊断为"冠心病，急性冠脉综合征"并不奇怪。需要指出的是，心电图出现的T波"动态变化"，可以被起搏器参数调整所模拟，且能重复。加之各项检查未见器质性心脏病，也无心肌缺血的证据，故冠心病、急性冠脉综合征的诊断不成立。考虑到患者夜间睡眠差，多梦，易惊醒，导致胸闷的原因应为心脏神经官能症。结合该病例，以下几点可作为鉴别的参考：①T波记忆一般没有心肌缺血的症状和器质性心脏病的证据；②倒置T波可在心室顺序恢复正常后不经任何处理自行消失；③T波极性与除极异常时的QRS波群主波同向。熟悉该现象有助于临床的诊断和治疗。

病例点评

心脏起搏器植入术后患者心电图先出现完全起搏心律，等再恢复窦性心律时，由于心脏对异常心室激动顺序的记忆，可以在多数导联上出现T波倒置，称之为记忆T波。一些临床上常见的心律失常，如特发性室性心动过速、阵发性室上速伴室内差异性传导终止后、显性预激综合征射频消融术后、右心室心尖部起搏后恢复窦性心律后等，均比较容易出现 T 波记忆。它们都有一共同的特点，即心室除极顺序正常时 QRS 主波朝上的导联，在心室除极顺序异常时 QRS 主波方向总是朝下的，当心室除极顺序恢复正常时，T 波倒置的导联与心室除极顺序异常时宽大畸形 QRS 波群主波方向朝下导联相吻合，不伴 ST 段改变。如不了解此种现象，有可能将倒置 T 波误认为心肌缺血，导致不必要的恐慌。

参考文献

1. KOOSHKABADI M，WHALCN P，YOO D，et al. Stretch-activated receptors mediate cardiac memory. Pacing Clin Electrophysiol，2009，32（3）：330-335.

2. OZGEN N， ROSEN M R. Cardiac memory：a work in progress. Heart Rhythm，2009，6（4）：564-570.

（刘 鹏 病例提供）

第二章
复杂冠脉介入治疗及并发症

病例 20　完全可降解支架治疗自发性冠脉夹层并广泛血肿

📋 病历摘要

【基本信息】

患者，女性，36岁。主因"突发胸痛1.5小时"于2019年11月19日9：23入院。

现病史：患者入院前1.5小时无明显诱因出现胸痛，无胸闷、咳嗽、咳痰等不适，症状持续不缓解，就诊于我院急诊科，行心电图（图20-1）检查提示：窦性心律，V1～V6及Ⅱ、Ⅲ、aVF导联

ST 段抬高 0.1 ~ 0.5 mV，查心梗三项：cTnI 0.039 ng/mL，CK-MB 2.7 ng/mL，Myo 386 ng/mL，NT-proBNP 正常范围，考虑患者为"急性心肌梗死"，给予"肠溶阿司匹林 300 mg、氯吡格雷 300 mg"口服，准备行急诊 PCI。

既往史：高血压病 5 年，血压最高 150/100 mmHg，未系统控制及监测血压；否认肝炎、结核病等传染性疾病；否认外伤史及输血史；否认药物及食物过敏史。

个人史：无烟酒嗜好。19 岁结婚，育有 1 子 2 女，配偶体健。

家族史：否认家族早发心脑血管疾病史。

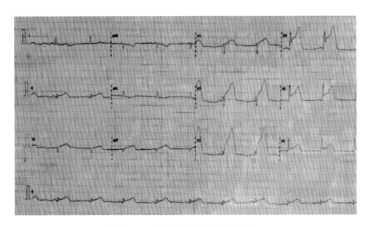

图 20-1 急诊发作心电图检查

【体格检查】

血压 123/94 mmHg，脉搏 72 次 / 分，神志清楚，平卧位，未见颈静脉怒张，双肺呼吸音粗，未闻及干、湿性啰音，叩心界不大，心律规整，各瓣膜听诊区未闻及病理性杂音，腹平软，肝脾未触及，双下肢无水肿。

【诊断】

冠状动脉粥样硬化性心脏病，急性前壁下壁心肌梗死，心功能

Ⅰ级（Killip分级）、高血压病2级（极高危）。

【治疗经过】

行急诊造影（图20-2）检查提示LAD近中段80%弥漫性狭窄伴迂曲，但患者血管内膜相对光滑，TIMI血流3级，结合患者为青年、女性，综合评估后考虑患者是在严重狭窄基础上血管痉挛因素比较大，建议先行抗栓、解痉等药物治疗，静脉输注尼可地尔改善微循环，择期复查冠脉造影+IVUS指导治疗。

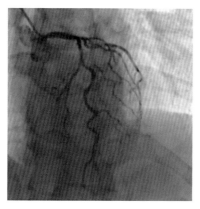
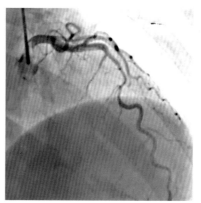
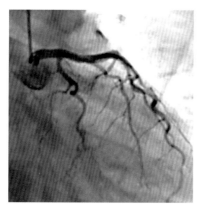
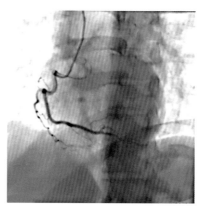

图20-2 急诊冠脉造影检查

急诊冠脉造影术后回CCU复查心电图（图20-3）：胸前导联及下壁导联ST段回落至等电位线，监测心肌酶，cTnI最高达28 ng/

mL，NT-proBNP 669 ng/mL，考虑患者急性心肌梗死诊断明确，同时患者存在心功能轻度受损，床旁心脏彩超提示静息状态下心内结构及功能正常范围，LVEF 70%，继续加强基础治疗。

患者在治疗过程中仍间断有胸闷、喘憋，多于室内活动、进餐后加重，患者活动耐量较低，监测心电图（图 20-4）符合心肌梗死正常演变过程，复查心脏彩超：节段性室壁运动异常，LVEF 65%，二尖瓣反流（轻度）、三尖瓣反流（轻度），加强扩冠、抗栓的同时，加用地高辛 0.125 mg（每日 1 次）改善心功能。

2 周后复查冠脉造影仍提示前降支近中段弥漫病变，较前改变不明显，行 IVUS（图 20-5）显示前降支较大的壁内血肿，累及范围与造影病变范围相一致，考虑到患者青年女性，活动相关的胸闷症状，相对较大的心肌梗死范围，与家属充分协商后，植入可吸收支架一枚（图 20-6）。

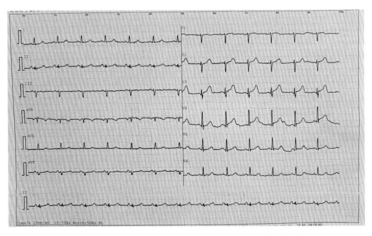

窦性心律，胸前导联及下壁导联 ST 段回落至等电位线。

图 20-3 术后复查心电图

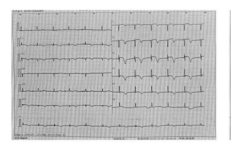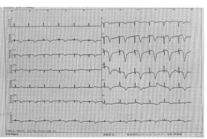

图 20-4 术后心电图演变

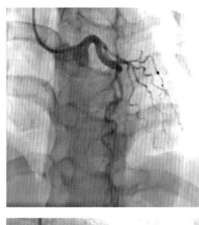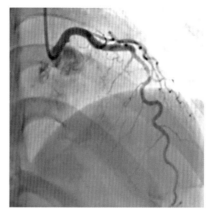

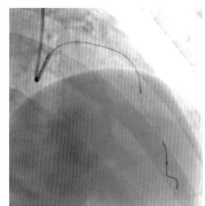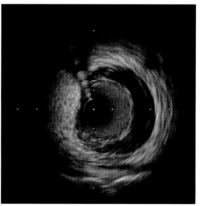

图 20-5 IVUS 示 LAD 近中段弥漫的壁内血肿，血肿累及管腔内达 270°，内膜光滑

笔记

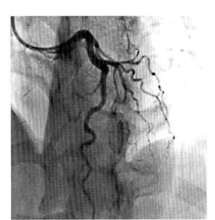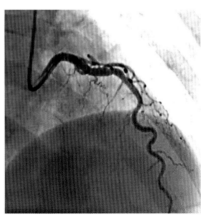

图 20-6 在预先应用切割球囊切割局部血肿后植入
NeoVas 生物可吸收支架 3.0×24 1 枚

病例分析

1. 第一例自发性冠状动脉夹层（SCAD）

由 Pretty 等报道于 1931 年，一名 42 岁的女性由于反复干呕致冠脉动脉瘤破裂形成夹层。曾被认为是一种罕见的冠状动脉疾病，随着冠脉影像学的进步，其检出率在逐渐增加。

2. SCAD 定义

一种特殊类型的冠状动脉性心脏病，可表现为 ACS 甚至猝死。有别于粥样硬化斑块，SCAD 主要特征在于内膜撕裂或外膜滋养血管出血导致中膜内血肿，形成血管夹层，影响冠脉血流。

3. 流行病学

SCAD 多影响年龄 50 岁以下的女性，女性和男性的比例一般超过 9∶1。4% 的急性心肌梗死病例归因于 SCAD。但是在 50 岁及以下女性中，24%～35% 的急性心肌梗死病例是由于 SCAD 引起的，而且这一比例在孕妇中更高。SCAD 不只是与妊娠相关，还与纤维肌性发育不良、结缔组织疾病、全身性炎性疾病、激素治疗及其他疾病相关。

4. SCAD 的临床特征

SCAD 的表现取决于血流受限的程度和夹层的严重程度。患者可能无症状，也可能发生心源性猝死，可能表现为 ST 段抬高（STEMI）或非 ST 段抬高心肌梗死（NSTEMI）。SCAD 可发生于任何冠脉，以左前降支发病率最高（35%～46%）。研究显示，在所有冠脉节段中，中远段是常见发病部位。多血管 SCAD 发病率为 9%～23%。

5. SCAD 的治疗策略

尽管 SCAD 引起的急性冠脉综合征的表现与动脉粥样硬化的表现相同，但是二者具有不同的病理生理学，因此管理也不同。从理论上讲，全身抗凝可能会加重壁内出血。大多数 SCAD 病例可将保守疗法作为一线治疗，并住院监测 3～5 天。观察性研究显示，SCAD 患者在发病后数周至数月进行重复血管造影，有 70%～97% 的患者病变愈合。出现下述任何一种情况，应进行更积极的管理：①左主干或者严重近端 2 支血管夹层；②血流动力学不稳定；③存在持续缺血症状。

6. 长期管理

SCAD 患者应长期服用阿司匹林，并使用氯吡格雷治疗 1 年。他汀类药物适用于合并高脂血症的患者，但对单纯的 SCAD 患者无明显获益。若无禁忌证，应考虑使用肾上腺素能 β - 受体阻滞剂，特别是如果出现左心室功能不全或者心律失常。伴有左心室功能障碍也应考虑 ACEI 和 ARB 类药物。SCAD 后胸痛综合征可给予抗心绞痛治疗。

151

病例点评

　　SCAD 并没有想象的那么少见。无冠心病危险因素的年轻女性 ACS 患者，要高度怀疑 SCAD 可能，并尽早通过影像学或介入手段明确病因。肌纤维发育不良是最常见病因。SCAD 一般采用保守治疗预后好，但是容易复发。该患者为年轻女性，冠脉迂曲同时存在自发夹层，选用完全可降解支架不仅可改善前降支血流，改善症状，还可避免支架金属结构的永久存在所导致的并发症，恢复并长期保有血管正常舒缩功能。对于冠脉自发夹层合并广泛血肿的患者，介入治疗中的腔内影像学指导非常重要，本例患者在介入全程 IVUS 实时指导，对支架植入的精准性提供了很好的保障，为患者良好的长期预后打下了坚实的基础。

参考文献

1. HAYES S N，KIM E S H，SAW J，et al. Spontaneous Coronary Artery Dissection：Current State of the Science：A Scientific Statement From the American Heart Association. Circulation，2018，137（19）：e523-e557.

2. ADLAM D，ALFONSO F，MAAS A，et al. European Society of Cardiology，acute cardiovascular care association，SCAD study group：a position paper on spontaneous coronary artery dissection. Eur Heart J，2018，39（36）：3353-3368.

（张庆军　病例提供）

病例 21　RCA 弥漫钙化病变旋磨

病历摘要

【基本信息】

患者，男性，73 岁。主因"间断胸闷 1 周"于 2018 年 4 月 2 日收入院。

现病史：患者于入院前 1 周无明显诱因出现胸骨后憋闷，范围手掌大小，无肩背部放射痛，症状持续数小时不缓解，自觉平卧后加重，后间断出现胸闷症状，休息、活动均可发作。

既往史：2012 年患有脑梗死，留有左侧肢体活动障碍，曾于外院于脑血管植入支架 1 枚；高血压病史 10 年，血压最高达 180/90 mmHg，平素服用"氯沙坦、卡维地洛"，血压控制不详；前列腺增生病史多年，服用"癃闭舒胶囊"；2003 年因幽门梗阻行胃大部切除术，术中给予输血；对"头孢类药物"过敏。

个人史：吸烟史 50 年，30 ～ 40 支 / 日。

【体格检查】

体温 36℃，脉搏 77 次 / 分，呼吸 18 次 / 分，血压 185/80 mmHg。双肺呼吸音粗，未闻及干、湿性啰音，叩心界不大，心律规整，各瓣膜听诊区未闻及杂音，腹软，肝脾未触及，双下肢无水肿。

【辅助检查】

心电图（图 21-1）：窦性心律，无 ST-T 异常改变；心脏彩超：主动脉瓣钙化并反流（轻度）、二尖瓣反流（轻度）、三尖瓣反流（轻度）、左室舒张功能减低。胸部X线片：食道裂孔疝？贲门失弛缓症？入院查心梗三项：cTnI 0.14 ng/mL、Myo 100.6 ng/mL、CM-MB 1.52 ng/mL；NT-proBNP 43 ng/mL。

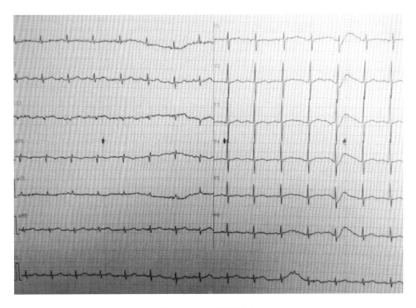

图 21-1 心电图检查

【诊断】

冠心病、不稳定性心绞痛；高血压病3级（极高危）；脑梗死后遗症；前列腺增生；胃大部切除术后；食道裂孔疝？贲门失弛缓症？

【治疗经过】

入院第二天行冠脉造影（图21-2）显示前降支开口局限狭窄40%～50%，回旋支细小，开口－近段节段狭窄60%～70%，右冠脉全程弥漫重度钙化，近中段弥漫狭窄70%～80%。

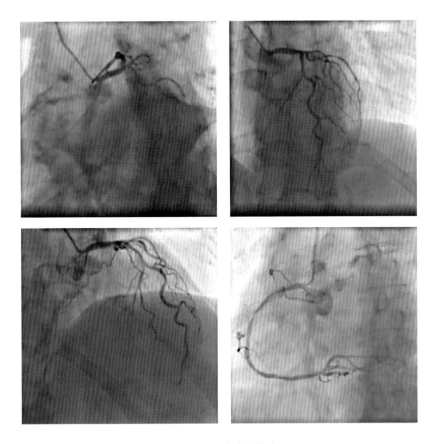

图 21-2 冠脉造影检查

患者病变特点：①右冠脉开口压力嵌顿，提示狭窄明显；②右冠脉开口 - 第二转折处严重钙化、弥漫，重度狭窄；③患者高龄，曾有过胃大部切除术。

策略：①改用股动脉路径，利用带侧孔大腔 guiding 加强支撑；②应用血管内超声评价冠脉钙化情况及指导支架植入（图 21-3）；③准备旋磨设备；④临时起搏器支持，防止旋磨过程中出现心率减低。

先选 7F AL.75 指引导管，将 7F AL.75 指引导管插入到右冠脉开口，将 SION Blue 导引导丝通过冠脉狭窄处到达血管远端，行 Opticross（IVUS）检查（图 21-4）提示右冠脉近中段多处 360° 钙化。

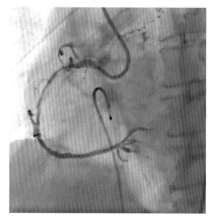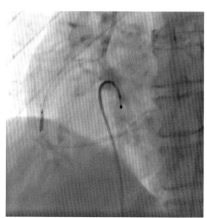

图 21-3 介入治疗前临时起搏器保护

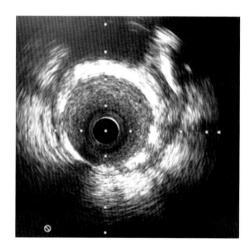

图 21-4 IVUS 示重度钙化

遂将 Corsair 微导管沿 SION Blue 送至 RCA 远段，交换为旋磨导丝，后沿旋磨导丝送入 1.5 mm 旋磨头分段旋磨 RCA 近中段病变。旋磨过程中患者出现心率、血压下降，并出现起搏心律，遂停旋磨，待其血压、心率回升后，再次在严密监测心率、血压情况下旋磨，最后全程打磨钙化病变，应用 Corsair 微导管交换回 SION Blue，沿 SION Blue 送入 Emerge 2.0 mm × 15 mm 球囊由远及近以 10 ~ 14 atm × 6 s 预扩张病变，后送入 Boston Scientific Synergy

3.0 mm×32 mm 支架，但反复推送不能通过右冠脉第二转折处，应用 Flextome cutting balloon 2.75 mm×10 mm 切割球囊第二转折处以 8～12 atm×6 s 扩张 3 次，仍不能将支架通过第二转折处，后加用 Guidezilla 增强主动支撑（图 21-5），在其辅助下顺利将支架通过病变并以 10 atm×6 s 扩释，后依此串联置入 Promus PREMIER 3.0 mm×38 mm、Integrity 3.5 mm×18 mm 2 枚支架达右冠脉开口，应用 NC Sprinter 2.75 mm×12 mm、NC Emerge 3.5 mm×15 mm 后扩张右冠脉内支架，多体位投照提示支架扩张充分，无血栓及夹层，右冠脉远端血流 TIMI 3 级。结束手术。

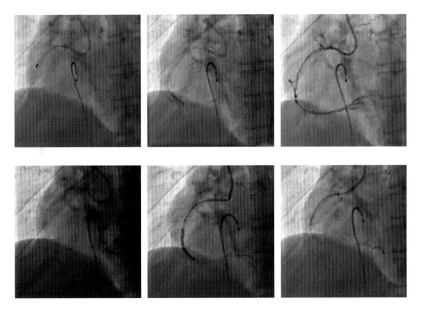

图 21-5 旋磨后在 Guidezilla 增强主动支撑下串联植入支架 2 枚

术后返回 CCU 密切监测，最终造影结果（图 21-6），血压稳定于 105～135/50～60 mmHg，心率保持在 80～100 次 / 分，cTnI 最高达 3.32 ng/mL，后逐渐回复至正常，患者无胸闷、喘憋等不适。

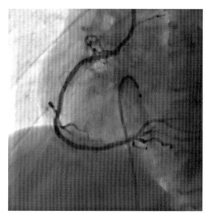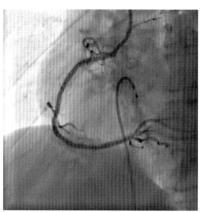

图 21-6 最终造影结果

病例分析

流行病学资料显示，冠状动脉钙化随年龄增加而增加，在40～49岁人群中的发生率为50%，60～69岁人群中的发生率为80%。冠状动脉狭窄程度越高，通常伴有钙化的概率也越大。与钙化程度低的患者相比，钙化程度高的患者其所有的冠心病事件、非致死心肌梗死及冠心病猝死事件相对危险度更高。

冠状动脉钙化病变的存在，尤其是严重内膜钙化病变，明显增加了 PCI 的难度和风险，其难度在于如下几点：①钙化病变往往伴随血管成角、扭曲病变，以及对血管扩张的反应较差，所以增加了介入相关器械通过的困难，增加了 PCI 相关并发症，如介入器械不能到位、支架脱离、导丝断裂、支架纵向压缩等风险的发生。②钙化病变属于高阻力病变，球囊扩张时难以充分扩张，甚至会发生球囊破裂等情况，通常需要较高的压力扩张钙化病变，发生血管夹层、穿孔、破裂、无复流等概率明显增加。③在未充分扩张的钙化病变段内植入支架，容易出现直接膨胀不良、贴壁不良、支架不规则变形，

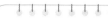

从而导致各期的支架内血栓、支架再狭窄等风险增加。

根据钙化在 IVUS 图像上血管内壁的分布位置，可分为 3 种类型，即内膜钙化、基底膜钙化和混合钙化。对于严重钙化者，可直接选择旋磨术，再行球囊预扩张后植入支架。旋磨过程中应采取边进边退的手法，类似于"小鸡啄米"，每次旋磨时间不宜过长（15 s）。

在进行旋磨时，旋磨头的选择既要考虑血管入径，也要考虑斑块销蚀策略还是斑块修饰策略，斑块销蚀策略需要旋磨头 / 血管直径比值为 0.6 ～ 0.8，现今斑块修饰策略被更多的作为开通管腔的方式，方便后续器械通过，旋磨头 / 血管直径比值小于 0.6。

本例患者存在右冠脉弥漫严重钙化，旋磨过程中磨下来的碎屑相对较多，易引起慢血流 / 无复流，对于有经验的术者可以尝试分段旋磨，无法一次性旋磨全段病变时，可以在近端先旋磨 3 次，形成一个新的旋磨平台，然后低速推旋磨头至新的平台，再次依次旋磨中段和远段病变，近、中、远段旋磨中间间隔一定时间，让血流充分冲刷，减少碎屑堆积，对于旋磨效果不明显时可考虑升级旋磨头尺寸。

📋 病例点评

对于高度钙化狭窄病变，最好通过股动脉路径，选用单弧、强支撑导管。切割球囊也适用于轻、中钙化病变，对于严重钙化病变不建议使用切割球囊（旋磨 + 切割可能是一种不错的选择）。迂曲病变、长病变先选小一号磨头旋磨感知病变情况，初步销蚀板块后再换用大 0.25 ～ 0.5 mm 磨头完成治疗。对于慢血流或心功能差的患者，单次旋磨时间降到 15 s 内要时刻关注旋磨液袋的压力。

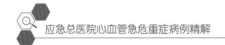

参考文献

1. 葛均波，王伟民，霍勇.冠状动脉内旋磨术中国专家共识.中国介入心脏病学杂志，2017，25（2）：61-66.

2. BARBATO E，CARRIÉ D， DARDAS P，et al. European expert consensus on rotational atherectomy.EuroIntervention，2015，11（1）：30-36.

（张庆军　病例提供）

病例 22　逆向导丝技术处理复杂 CTO 病变

病历摘要

【基本信息】

患者，男性，53 岁。主因"活动后胸闷半年余"入院。

现病史：患者于半年前活动或情绪激动时出现胸闷、憋气症状，休息 10 分钟后可缓解，无胸痛及后背痛，无反酸、胃灼热，无阵发性呼吸困难，症状反复发作，后就诊于我院，冠脉造影提示三支病变（图 22-1），前降支全程弥漫狭窄，最重 80% ～ 90%，回旋支远段闭塞，OM 中段闭塞，右冠中段闭塞。患者拒绝冠脉搭桥手术，要求冠脉介入治疗，1 个月前已开通 OM 支中段闭塞病变，并植入支架 1 枚。此次为处理 RCA 闭塞病变入院。

既往史：吸烟、2 型糖尿病、高血压病及高脂血症病史。

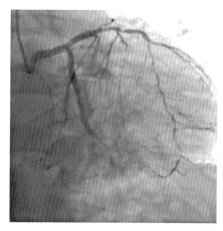
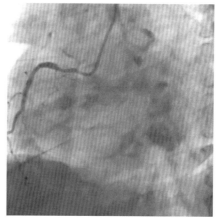

图 22-1　冠脉造影检查结果

【体格检查】

血压140/80 mmHg，心率80次/分，心、肺、腹查体未见明显异常。

【辅助检查】

心肌酶及BNP正常，超声心动示LVEF 63%，左室下壁运动减低，左房增大，室间隔肥厚，二尖瓣轻度反流，左室舒张功能减低。

【诊断】

冠状动脉粥样硬化性心脏病、不稳定性心绞痛、PCI术后、高血压2级（很高危）、2型糖尿病、高脂血症。

【治疗经过】

入院后，冠状动脉造影提示前降支全程弥漫狭窄，最重80%～90%，OM支架通畅，右冠中段100%闭塞，决定干预右冠状动脉。

选用7F SAL1.0指引导管经右股动脉鞘送至右冠脉开口，选用6F EBU 4.0SH指引导管经左股动脉鞘送至左冠脉开口，在逆向造影指导下，以135 cm Corsair微导管支撑，先后应用Fielder XT、Gaia Next1、Gaia Next2导丝均未能进入右冠脉闭塞段远端真腔（图22-2），遂决定尝试逆向导丝技术开通右冠脉。在150 cm Corsair微导管支撑下将SION导丝经第二间隔支通过远端心内膜侧支循环至PDA远端，后到达右冠脉闭塞段远端，先后交换ULTIMATEbros3、Gaia Next2导丝，反复尝试通过右冠脉闭塞段，均未能进入真腔（图22-3）。决定采用当代Reverse CART技术。选择ULTIMATEbros3在135 cm Corsair微导管支撑下正向进入右冠脉闭塞段假腔，沿该导丝送Sprinter 2.0 mm×10 mm预扩张球囊部分进入闭塞段约5 mm（图22-4A），并以10 atm持续

笔记

扩张，作为标记。利用 Gaia Next2 导丝逆向进入右冠脉闭塞段，并送至球囊处，达到位置后撤出球囊（图 22-4B），Gaia Next2 导丝顺利通过闭塞段进入右冠脉近段真腔。利用微导管完成 RG3 导丝体外化。后沿 RG3 导丝送入 Euphora 2.0 mm×12 mm 球囊于右冠脉病变处 12 atm×8 s 扩张 2 次，造影提示扩张效果不佳，后应用 Flextom 2.5 mm×6 mm 切割球囊 8 atm×10 s 扩张和 NC Sprinter 2.5 mm×15 mm 球囊 14 ～ 16 atm×8 s 扩张。沿右冠脉导丝先后植入 2.25 mm×26 mm、2.75 mm×30 mm 药物涂层支架，选择 NC Sprinter 2.5 mm×12 mm 后扩球囊于支架内反复后扩张，最大压力 18 atm，造影显示支架膨胀、贴壁良好，无夹层，血流 TIMI 3 级（图 22-5），复查左冠脉造影，显示前降支及侧支循环血管均未受到影响。

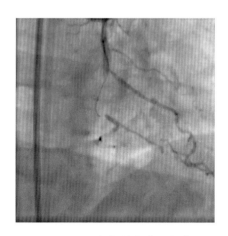

图 22-2 正向导丝未进入真腔

术后服药：阿司匹林 100 mg，口服，1 次 / 日；氯吡格雷 75 mg，口服，1 次 / 日；酒石酸美托洛尔片 12.5 mg，口服，2 次 / 日；阿托伐他汀钙片 20 mg，口服，1 次 / 晚；术后半年随访，患者未再出现胸闷症状，活动耐力较前显著改善。

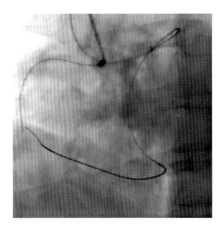

图 22-3 逆向导丝未进入真腔

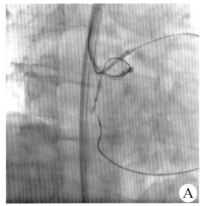

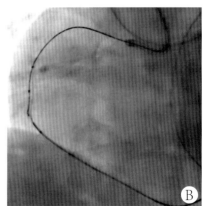

图 22-4 当代 Reverse CART 技术

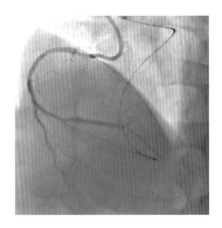

图 22-5 右冠脉支架植入后造影

病例分析

逆向导丝技术为治疗无法使用正向导丝技术或正向导丝技术不成功的 CTO 病变提供了一个较好的方法。在进行逆向导丝技术时，应选择双侧强支撑指引导管，提供足够支撑力，股动脉较桡动脉支撑力更佳。在进行双侧造影后，侧支循环的选择尤为重要，主要分为间隔支和心外膜侧支循环。间隔支相对较为安全，应作为首选，但相对较细，容易出现成角或迂曲情况，导丝不易通过。而心外膜侧支循环相对较为粗大，但容易出现穿孔破裂，导致心包填塞。理想的侧支循环特点包括直径较大、通道少迂曲、通道连续。

逆向导丝通常难以通过闭塞病变进入真腔，而正向和逆行导丝均位于内膜下的情况较为常见，此时多需采用反向 CART 技术。反向 CART 技术（Reverse CART）是指在正逆向导丝均处于内膜下时，让两根导丝尽量相互贴近，并经多体位透视确认，经正向导丝在闭塞段行球囊扩张，造成一个与病变近端真腔相连的正向假腔，再操控逆向导丝经该假腔，进入近端血管真腔，其关键是逆向操作的导丝要准确进入前向球囊扩张后形成的血管假腔。如正向球囊扩张后，逆向导丝仍无法进入真腔，可在 IVUS 指导下再次进行反向 CART 技术，提高成功率。

反向 CART 技术有以下几个技术要点：①正向和逆向导丝均处于内膜下假腔，且相互贴近，重叠 20 ～ 30 mm，至少要在两个相互垂直的体位进行确认，如果任何一个体位有分离趋势，均须将其调整为两个导丝相互紧抱；②因前送阻力较大，正向送入球囊的直径由小到大逐渐将假腔扩大直至与估计闭塞段直径相仿，对于前降支闭塞病变，通常选用 2.0 ～ 2.5 mm 球囊，而右冠脉闭塞病变，通常选用 2.5～3.0 mm 球囊，这样可以使假腔在横向及纵向均得到充分扩张，利于逆向导丝穿入；③如果逆向导丝穿入困难，可用 IVUS 确认导丝是否真的位于内膜下，测定病变段血管的直径并能指导逆向导丝调整方向进入假腔与正向导丝汇合，IVUS 能够提高反向 CART 技术的成功率，确保操作安全，具有重要指导意义；④采用反向 CART 技术时要注意减少造影，尤其应当避免用力推注造影剂，这将导致造影剂冲入假腔并沿内膜下前行，使假腔向闭塞远端扩展压迫真腔，严重时甚至导致手术失败。

传统的反向 CART 技术中逆向导丝进入正向真腔存在一定难度，球囊扩张后假腔弹性回缩，会影响逆向导丝穿刺进入正向真腔，且在平面影像下逆向导丝穿刺并无明确参考，需反复多体位透视，明确双导丝位置关系，操作较为烦琐，手术时间长，而盲目穿刺容易出现错位，从而扩大夹层，影响手术成功率。近年出现的当代反向 CART 技术是对反向 CART 技术的改良，其操作过程基本与反向 CART 技术相同，正逆向导丝在通过闭塞病变时均处于内膜下假腔，其不同点在于，正向球囊选择直径较小（直径不超过 2.0 mm），且扩张假腔后并不撤除压力。以正向球囊为参照，逆向导丝向球囊方向做定向穿刺进入真腔。此技术一定程度上解决了传统反向 CART 技术难点，利用持续扩张的正向球囊作为标记，逆向导丝更容易确认穿刺方向，在撤出球囊的同时送入导丝，假腔相对较大，更容易进入。而且选择球囊较小，对血管的损伤较低，造成并发症的可能性也就较低。

病例点评

本病例介绍了应用逆向导丝技术处理一例复杂 CTO 病变，相对于正向导丝技术，逆向导丝技术能进一步提高 CTO 病变介入治疗的成功率，但难度更大、风险更高，要求术者非常熟悉介入治疗的各种技术操作手段，并有足够的能力预见并减少各种并发症的发生。本病例在介入策略的选择及手术操作的过程均较为合理，值得总结借鉴。

参考文献

1. TAJTI P，BRILAKIS E S. Chronic total occlusion percutaneous coronary intervention：evidence and controversies. J Am Heart Assoc，2018，7（2）：e006732.

2. 中国冠状动脉慢性闭塞病变介入治疗俱乐部 . 中国冠状动脉慢性完全闭塞病变介入治疗推荐路径 . 中国介入心脏病学杂志，2018，26（3）：121-128.

3. 张斌，廖洪涛，马墩亮 . 逆向经皮冠状动脉介入治疗左前降支的慢性完全闭塞病变 . 中国介入心脏病学杂志，2014，22（6）：401-402.

4. 张斌，廖洪涛，靳立军 . 反向 CART 技术治疗冠状动脉慢性完全闭塞病变 . 中国介入心脏病学杂志，2010，18（1）：47-49.

（金 达　病例提供）

病例 23　血小板减少患者的静脉桥血管介入治疗

病历摘要

【基本信息】

患者，男性，68 岁。主因"反复胸闷、胸痛 10 年，加重伴气短 1 周"于 2013 年 12 月 10 日收入我院心内科。

现病史：患者入院前 10 年因急性非 ST 段抬高心肌梗死行冠状动脉旁路移植术（coronary artery bypass graft，CABG）。入院前 1 周患者受凉后出现胸闷、胸痛，伴气短，夜间阵发性呼吸困难，咳嗽、咳白痰，自服硝酸异山梨酯 2 ～ 3 分钟症状可缓解，症状反复发作。入院后予抗凝、双重抗血小板、扩血管、降压、降糖、控制心率、调脂及控制感染等治疗，患者仍反复发作胸痛、胸闷，后出现呼吸困难加重，呈端坐位，伴恶心、呕吐及大汗。

既往史：有高血压病、2 型糖尿病。

【体格检查】

血压 177/78 mmHg（1 mmHg=0.133 kPa），双肺可闻及散在干、湿性啰音，心率 90 次 / 分，心律齐，心音低钝，双下肢水肿。

【辅助检查】

cTnI 15.73 μg/L，氨基末端脑利钠肽前体（N-terminal pro-brain natriuretic peptide，NT-proBNP）1815 ng/L 均升高；心电图示 Ⅱ、Ⅲ、aVF 及 V2 ～ V6 导联 ST 段压低 0.1 ～ 0.2 mV（图 23-1）。血常规

示白细胞 $12.1 \times 10^9/L$，中性粒细胞百分比 89.2%，血小板 $60 \times 10^9/L$，提示白细胞及中性粒细胞百分比升高、血小板下降；超声心动图示左心室下后壁运动幅度减低，左心室舒张功能不全，LVEF 50%。

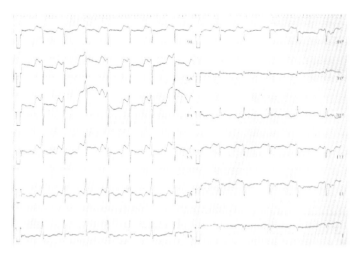

患者胸痛及呼吸困难加重时，心电图示Ⅱ、Ⅲ、aVF 及 V2 ~ V6 导联 ST 段压低 0.1 ~ 0.2 mV。

图 23-1 患者发病时心电图检查

【诊断】

冠状动脉粥样硬化性心脏病，急性非 ST 段抬高心肌梗死，陈旧性心肌梗死，心功能Ⅲ级（Killip 分级）；高血压病 3 级（很高危）；2 型糖尿病；肺炎；CABG 术后。

【治疗经过】

患者急性非 ST 段抬高心肌梗死合并急性左心心力衰竭，患者入院时 GRACE 评分为 133 分，危险分级为中危，院内死亡风险 7%；CRUSADE 出血风险评分为 34 分，出血风险分级为中危。予镇静、利尿、扩血管、加强降压及无创呼吸机辅助通气等治疗，患者呼吸困难减轻，但仍反复出现胸痛、胸闷，含服硝酸甘油约 10 分钟后症状缓解。行急诊冠状动脉造影（Coronary angiography，CAG），结果显示冠状动脉三支病变，左主干（Left main，LM）远端局限性狭窄 20% ～ 30%，左前降支（Left anterior descending，LAD）近段节段狭窄 80%，左回旋支（Left circumflex，LCX）开口闭塞，右冠状动脉（Right coronary artery，RCA）近段狭窄 80%，RCA 中段闭塞，大隐静脉（Saphenous vein，SV）– 左回旋支桥血管近段闭塞（图 23-2），左乳内动脉（Left internal mammary artery，LIMA）– 左前降支桥血管通畅。术中对大隐静脉 – 左回旋支桥血管近段行球囊扩张后，造影显示桥血管内大量血栓，给予盐酸替罗非班氯化钠 8 mL 冠状动脉注射，并抽出混合血栓，再次球囊扩张显示桥血管近段 90% 弥漫性狭窄，予桥血管病变处植入 3.0 mm×36 mm 药物涂层支架 1 枚，再次造影显示远端心肌梗死溶栓试验（Thrombolysis In Myocardial Infarction，TIMI）血流 3 级。术后继续予抗凝、双重抗血小板、利尿、扩血管、降压、控制心率、降糖、调脂及升血小板药物等治疗，患者症状缓解。心电图示 II、III、aVF、V4 ～ V6 导联 ST 段压低减轻（图 23-3）；复查血常规提示血小板恢复正常。

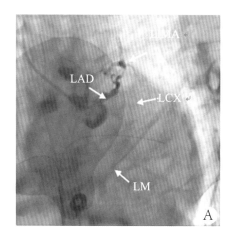

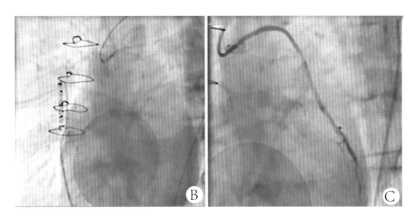

A：左前斜 + 头位：LM 远端狭窄 20% ~ 30%，LAD 近段狭窄 80%，LCX 开口闭塞，LIMA-
LAD 桥血管通畅；B：左前斜：LCX 开口及 SV-LCX 桥血管近段闭塞；C：左前斜：SVG-
LCX 桥血管植入支架术后，血管通畅，远端血流 TIMI 3 级。

图 23-2　冠状动脉造影图像

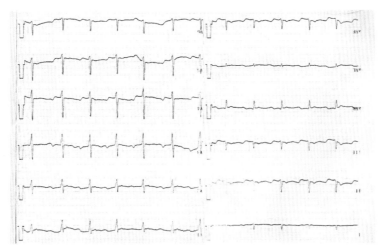

心电图提示 Ⅱ、Ⅲ、aVF、V4 ~ V6 导联 ST 段压低减轻。

图 23-3　患者症状缓解后心电图

病例分析

本例患者在 CABG 术后出现急性非 ST 段抬高心肌梗死，主要
原因是桥血管闭塞。对于此类患者，闭塞的桥血管对溶栓效果较差。

171

再次血运重建策略包括再次 CABG 术和 PCI。重复 CABG 术与首次 CABG 术相比，其获益明显降低，死亡率、心肌梗死发生率及围术期并发症发生率均明显增加；而 PCI 治疗因其风险小，成功率高，在血管条件允许的情况下，可作为 CABG 术后心肌缺血患者的首选治疗。研究显示 CABG 术后再次出现心肌缺血而药物治疗无效的患者，介入治疗的效果优于再次 CABG 术。桥血管的介入治疗已成为实现血运重建的策略之一，但与原位血管相比，桥血管腔较大，动脉粥样硬化斑块弥漫、松软且富含脂肪，并常有明显血栓附着，斑块易脱落栓塞远端血管，所以极易发生无复流现象，引起低血压休克等，导致病死率增加。Brilakis 等研究显示在有 CABG 术病史的患者中，与对自身冠状动脉进行介入治疗的患者相比，对桥血管进行介入治疗的患者住院病死率明显升高，且当桥血管为罪犯血管时，即使 cTnI 轻微升高，患者的远期预后亦较冠脉自身血管为罪犯血管患者的预后差。

本患者在 CABG 术后 10 年出现急性非 ST 段抬高心肌梗死，CABG 术后静脉血管桥出现病变和闭塞的发生率为 15% ～ 30%，至术后 10 年后约 50% 会出现完全闭塞或严重狭窄。移植静脉斑块及血栓负荷较重，更易出现远端血栓栓塞、无复流及围术期心肌梗死等并发症，临床实际操作中桥血管的介入治疗往往难于原冠脉的介入治疗，且高龄、左室功能减低、临床症状严重及并存多种慢性疾病等，均增加介入治疗的困难。本例患者急性心梗后出现急性左心心力衰竭，病情危重，我们在积极纠正心力衰竭后及早行冠状动脉造影检查，术中造影提示大隐静脉 – 左回旋支（Saphenous vein-Left circumflex，SV-LCX）桥血管近段完全闭塞，导管抽吸可见大量混合血栓，血栓负荷较重，考虑桥血管为罪犯血管，血栓抽吸后再次造影显示大隐

静脉桥血管（saphenous vein graft，SVG）血流通畅，SVG 近端 90%
弥漫性狭窄，介入治疗困难大，我们成功植入 3.0 mm×36 mm 药物
涂层支架 1 枚，开通了 SVG，术后患者症状缓解。

　　但治疗难度并非就此结束，患者介入术前出现血小板减少，对
于急性心肌梗死行介入治疗的患者，为了防止或减少围手术期发生
急性或亚急性支架内血栓形成，需要接受双重抗血小板治疗，术中
及术后尚需抗凝药物治疗，但应用上述药物均可能出现血小板进行
性下降的风险，对于血小板减少的患者来说无疑是一对矛盾，目前
指南尚无推荐。此患者存在肺部感染，结合患者既往无血小板减少
的病史，考虑患者血小板减少与感染有关。我们积极控制感染并应
用升高血小板药物治疗，在严密监测血小板变化的情况下术中应用
盐酸替罗非班氯化钠，术前及术后继续应用低分子肝素抗凝，阿司
匹林和替格瑞洛双重抗血小板治疗，患者无出血倾向，监测血小板
逐渐恢复正常，并未影响后期抗血小板治疗。随访半年，患者临床
情况稳定，未发作胸闷及胸痛。

📋 病例点评

　　本病例介绍了 CABG 术后急性心肌梗死合并心力衰竭患者行
桥血管介入治疗一例。CABG 术后再次行 CABG 术死亡率、心肌
梗死发生率及围术期并发症发生率均明显增加，获益明显降低。而
CABG 术后再次出现心肌缺血药物治疗无效的患者，PCI 治疗的效果
优于再次 CABG 术。本例患者在纠正急性心力衰竭后对桥血管行介
入治疗，减轻了心肌缺血及心力衰竭，明显改善了患者的预后。对
于介入治疗术后应用双重抗血小板治疗的患者出现血小板减少在治
疗上也比较棘手，对于轻度血小板减少的患者在纠正病因的基础上

严密监测血小板，并观察出血倾向，可以继续应用双重抗血小板药物，有利于减少缺血时间的发生。

参考文献

1. THYGESEN K，ALPERT J S，JAFFE A S，et al. Third universal definition of myocardial infarction. J Am Coll Cardiol，2012，60（16）：1581-1598.

2. HARSKAMP R E，LOPES R D，BAISDEN C E，et al. Saphenous vein graft failure after coronary artery bypass surgery： pathophysiology， management， and future directions. Ann Surg，2013，257（5）：824-833.

3. BRILAKIS E S，RAO S V，BANERJEE S，et al. Percutaneous coronary intervention in native arteries versus bypass grafts in prior coronary artery bypass grafting patients： a report from the National Cardiovascular Data Registry. JACC Cardiovasc Interv，2011，4（8）：844-850.

4. LEAL S，TELES R C，CALÉ R，et al. Percutaneous revascularization strategies in saphenous vein graft lesions：long-term results. Rev Port Cardiol，2012，31（1）：11-18.

5. SCARSINI R，ZIVELONGHI C，PESARINI G，et al. Repeat revascularization：Percutaneous coronary intervention after coronary artery bypass graft surgery. Cardiovasc Revasc Med，2016，17（4）：272-278.

（张苗苗　病例提供）

病例 24 冠脉介入治疗术后急性支架内血栓形成

病历摘要

【基本信息】

患者，男性，57 岁。主因"突发持续胸痛 2 小时"入院。

现病史：患者入院前 2 小时在行走过程中突发胸痛，为胸骨后闷痛，伴有紧缩感并向下颌部放射，有大量出汗。症状持续且程度较重。

既往史：有高脂血症病史，否认高血压病、糖尿病病史，无吸烟史。

【体格检查】

心率 80 次 / 分，血压 129/80 mmHg，急性病容，双肺呼吸音清，心音正常，双下肢无水肿。入院心电图：窦性心律，78 次 / 分，Ⅱ、Ⅲ、aVF 及 V7 ～ V9 导联 ST 段弓背抬高 0.05 mV，V1 ～ V4 导联 ST 水平下移 0.1 ～ 0.2 mV。血常规及 D- 二聚体正常。急诊查心梗三项：cTnI 0.04 ng/mL，Myo > 400 ng/mL，CK-MB 8.16 ng/mL。

【诊断】

冠心病，急性下壁、后壁心肌梗死，心功能 Ⅰ 级（Killip 分级），高脂血症。

【治疗经过】

患者入院后计算 GRACE 评分为 130 分，院内死亡率 1.9%，为中危；CRUSADE 评分为 32，大出血概率 8.6%，为中危。给予阿司匹林和硫酸氢氯吡格雷双联抗血小板治疗，低分子肝素抗凝，他汀

笔记

类药物调脂稳定斑块及扩冠药物治疗，同时加用 PPI 保护胃黏膜，患者胸痛症状很快缓解。

入院次日复查心梗三项：cTnI > 32 ng/mL，Myo > 400 ng/mL，CK-MB > 80 ng/mL；复查心电图：Ⅱ、Ⅲ、aVF 及 V7 ~ V9 导联 R 波消失呈 QS 型，ST 段恢复至等电位线。

入院 3 日后行冠脉造影（图 24-1）示：三支病变，LAD 近段 50% 狭窄，D1 中段 60% ~ 70% 狭窄，LCX 开口 30% ~ 40%、远段 50% 狭窄，RCA 近段 60% ~ 70%、中段 70% ~ 80% 狭窄，考虑罪犯血管为 RCA。

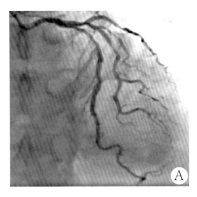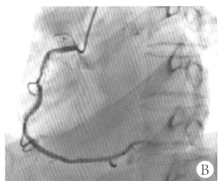

A：左冠脉造影结果；B：右冠脉造影结果。

图 24-1 冠脉造影结果

介入治疗：手术入路：右桡动脉；GC：6F JR3.5；GW：runthrough；预扩：Sprinter 2.5 mm × 15 mm；支架：Resolute 3.0 mm × 18 mm, 3.0 mm × 19 mm；后扩：NC Sprinter 3.5 mm × 12 mm，术程顺利。因术中发现有右冠脉内血栓影（图 24-2），术后应用替罗非班静脉滴注 6 小时，继续应用低分子肝素 2 天。

笔记

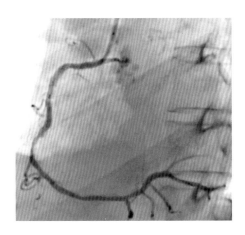

图 24-2　右冠脉介入治疗术后结果

患者入院后血压偏低，78 ～ 110/50 ～ 70 mmHg，病情尚平稳。患者介入治疗术后 5 天再次突发胸痛，复查心电图：Ⅱ、Ⅲ、aVF 导联 ST 段弓背抬高 0.1 mV，V1 ～ V3 导联 ST 水平下移 0.2 mV；复查心梗三项示 cTnI 下降后再次升至 2.08 ng/mL。考虑为再发心梗，支架内血栓形成可能。血栓弹力图检查显示 AA 抑制率 100%、ADP 抑制率 0，显示氯吡格雷抵抗，将氯吡格雷 75 mg（每日 1 次）替换为替格瑞洛 90 mg（每日 2 次），同时再次应用低分子肝素抗凝，患者胸痛缓解，未行再次介入治疗。患者胸痛未再发作，低分子肝素再次应用 8 天后停用，患者病情稳定出院。

病例分析

1. 氯吡格雷抵抗

患者血栓弹力图检查显示 ADP 抑制率为 0，将抗血小板药物由硫酸氢氯吡格雷 75 mg（每日 1 次）替换为替格瑞洛 90 mg（每日 2 次）后胸痛缓解未再发作，故先考虑为氯吡格雷抵抗的可能。

氯吡格雷为前体药物，需经过肝 CYP450 酶的两步代谢反应转

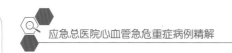

化成活性产物。许多研究认为，氯吡格雷的低反应性与其代谢通路上 *CYP2C9* 等基因的多态性有关。*CYP2C19* 有多个不同位点的等位基因，对氯吡格雷代谢的作用强度不同，其中 *1 为正常功能等位基因，*2 ~ *8 为功能缺失或是降低等位基因，*2、*3 在国内人群中分布较多。携带 1 个和 2 个 *CYP2C19* 功能缺失等位基因患者与非携带者相比，出现心血管死亡、心肌梗死、支架内血栓的风险显著增加。虽然国内一些医院已开展了 *CYP2C19* 基因型的检测，但在《冠心病 ST 段抬高心肌梗死介入治疗指南》中推荐级别较低。

2. 手术时机问题

根据入院症状、心电图及心肌酶学监测结果，患者急性下壁、后壁心肌梗死诊断明确，根据《冠心病 ST 段抬高心肌梗死介入治疗指南》建议应急诊介入治疗。患者入院后应用药物治疗后胸痛很快大部缓解，故未行急诊介入治疗。根据入院次日心肌酶结果显示患者心肌梗死面积大，既然未行急诊介入治疗则应待心梗 2 周后再行择期介入治疗。本患者为心梗后 3 天行介入治疗，属于心电、心肌、冠脉及血液的不稳定期，介入治疗术中发现有冠脉内血栓影得以佐证。本病例介入治疗术后 2 天停用低分子肝素，介入治疗术后 5 天出现再次心梗，显示了冠脉内血栓的易发性。

对无自发或诱发心肌缺血证据，但梗死相关动脉有严重狭窄者于发病 24 小时后行直接 PCI 的推荐级别为 Ⅱ b，证据为 C 级。临床上将 AMI 发作后 12 小时内的 PCI 治疗视为"最佳时间窗"，而超过时间窗之后的 PCI 时机是目前领域内专家学者既为之头痛又广泛关注的一个问题。晚期 PCI 的 STEMI 患者在恢复期过早实施 PCI 存在相当大的风险。该类患者躯体及心理均处于不稳定时期，加之心功能不稳定易出现心力衰竭，其血管病变也极为不稳定，此时 PCI，易形成血栓、远端栓塞、无再流及再灌注损伤，梗死区心肌未完全修复极易心脏破裂。专家认为 STEMI 患者一旦错过介入治疗时间窗行 PCI 最佳时机为心梗后约 2 周，高危患者要 4 周，个别的再延迟。

3. 血压水平与冠脉内血流冲刷作用

本患者为急性下壁、后壁心肌梗死，入院后血压偏低，舒张压 50 ～ 70 mmHg，大多时间约为 60 mmHg，故冠脉的灌注压低，支架内血流的冲刷作用弱，也应该是支架内血栓形成的促发因素。

📋 **病例点评**

冠脉介入治疗术后的最初阶段，由于原有冠脉内膜受到破坏，支架小梁呈内皮覆盖前的裸露状态，是支架内血栓形成的高危期。有效的双联抗血小板治疗非常重要，同时冠脉内环境的稳定及冠脉内血流的良好灌注也必须重视。

参考文献

1. STEG P G，JAMES S，HARRINGTON R A，et al. Ticagrelor versus clopidogrel in patients with ST-elevation acute coronary syndromes intended for reperfusion with primary percutaneous coronary intervention：A Platelet Inhibition and Patient Outcomes（PLATO）trial subgroup analysis. Circulation，2010，122（21）：2131-2141.

2. 中华医学会心血管病学分会 . 急性 ST 段抬高型心肌梗死诊断和治疗指南 . 中华心血管病杂志，2015，43（5）：380-393.

3. TANTRY U S，BONELLO L，ARADI D，et al. Consensus and update on the definition of on-treatment platelet reactivity to adenosine diphosphate associated with ischemia and bleeding. J Am Coll Cardiol，2013，62（24）：2261-2273.

4. 钟诗龙，韩雅玲，陈纪言，等 . 氯吡格雷抗血小板治疗个体化用药基因型检测指南解读 . 中国实用内科杂志，2015，35（1）：38-41.

（杨兴胜 病例提供）

病例 25　冠脉介入治疗术后小脑出血

病历摘要

【基本信息】

患者，女性，63 岁。主因"间断胸闷胸痛 10 余年，加重伴右肩臂痛 1 天"入院。

现病史：患者 10 年前开始间断出现胸闷、胸痛症状，多于情绪激动、快速步行后出现，行冠脉造影检查提示冠心病，具体不详，给予冠心病二级预防药物治疗好转出院。出院后偶有上述症状发作，多于活动后出现，含服速效救心丸有效。患者 1 天前休息时再发胸痛，伴右肩臂痛及大汗，含服速效救心丸无效，含服硝酸甘油后 3 分钟缓解，数小时后再次出现休息时胸痛发作，含服速效救心丸缓解。

既往史：有高脂血症病史 10 余年；吸烟 40 余年，约 20 支 / 日；否认高血压病、糖尿病病史。

【体格检查】

入院查体无特殊。入院心电图：窦性心律，82 次 / 分，V2 ～ V5 导联 ST 段水平压低 0.05 ～ 0.1 mV 伴 T 波倒置。心梗三项：cTnI 0.5 ng/mL，Myo、CK-MB 正常。

【诊断】

冠心病，急性非 ST 段抬高心肌梗死，心功能 Ⅰ 级（Killip 分级），高脂血症。

【治疗经过】

入院后 TIMI 评分为 6 分，属于高危；CRUSADE 评分为 26，为出血低危。给予阿司匹林 100 mg（每日 1 次）和硫酸氢氯吡格雷 75 mg（每日 1 次）双联抗血小板治疗，磺达肝癸钠 2.5 mg（每日 1 次）抗凝治疗，以及他汀类药物调脂稳定斑块等治疗。入院当晚再发胸痛 1 次，应用硝酸甘油含服及加大硝酸异山梨酯输注速度后 5 分钟缓解，复查 cTnI 0.43 ng/mL。

入院后 4 天行冠脉造影示双支病变，前降支近中段 70% ～ 90% 狭窄，右冠脉近中段 50% ～ 80% 狭窄，决定行 PCI 治疗，过程为：6F JL4.0 导管置于左冠口，Runthrough 导丝到达前降支远段，Sequent 2.0 mm × 20 mm 球囊预扩，Resolutte Integrity 2.75 mm × 30 mm 支架置于前降支病变处，并用 NC Sprinter 3.0 mm × 12 mm 球囊后扩张；6F JR4.0 导管置于右冠口，Runthrough 导丝到达右冠脉远段，Sequent 2.0 mm × 20 mm 球囊预扩，Partner 3.0 mm × 36 mm 支架和 Resolutte Integrity 3.5 mm × 18 mm 支架置于右冠脉病变处，两支架重叠 2 mm，并用 NC Sprinter 3.5 mm × 12 mm 球囊后扩张。前降支支架植入后患者有胸部不适感，术中患者血压较高，最高达 170/70 mmHg。术后返回病房时血压 170/88 mmHg，给予降压药物后控制在 135 ～ 155/65 ～ 70 mmHg。术后复查心梗三项示：cTnI 12 ng/mL，Myo 68.2 ng/mL，CK-MB 45.54 ng/mL。

介入治疗术次日上午患者诉头痛，左侧为著，并逐渐加重，伴有恶心。测血压 136/64 mmHg，四肢感觉对称，肌力、肌张力正常，病理征及脑膜刺激征（−）。颅脑 CT 检查显示左侧小脑半球出血。患者血压一过性升高至 210/80 mmHg，给予乌拉地尔静脉滴注后血压控制在 125 ～ 140/50 ～ 65 mmHg，头痛及恶心症状缓解。请神经外科会诊后给予甘露醇 125 mL（每 6 小时 1 次），静脉滴注，并用呋塞米利尿，停用阿司匹林、氯吡格雷、磺达肝癸钠。

小脑出血后次日复查颅脑 CT（图 25-1）左侧小脑半球出血未见

增加，颅脑CT（图25-2至图25-4）连续监测3天小脑出血无明显变化，加用氯吡格雷50 mg（每日1次），出血后第5天加用阿司匹林75 mg（每日1次）。出血后第7天，颅脑CT（图25-5）示血肿密度略减低，边缘较前模糊，水肿带明显。出血后第12天，颅脑CT（图25-6）示血肿范围较前明显减少，密度进一步减低。出血后第19天，颅脑CT（图25-7）示左侧小脑内斑片状高密度影较前减轻，占位效应减轻，停用甘露醇，患者无症状出院。

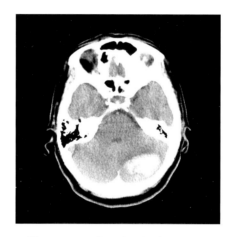

图 25-1 PCI 术后次日颅脑 CT 结果

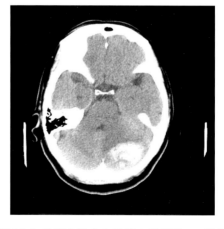

图 25-2 发现小脑出血后第 2 天颅脑 CT 结果

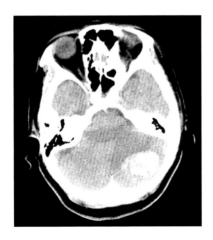

图 25-3 发现小脑出血后第 3 天颅脑 CT 结果

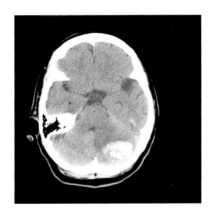

图 25-4 发现小脑出血后第 4 天颅脑 CT 结果

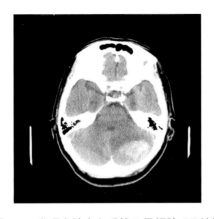

图 25-5 发现小脑出血后第 7 天颅脑 CT 结果

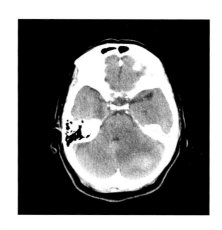

图 25-6　发现小脑出血后第 12 天颅脑 CT 结果

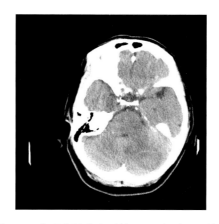

图 25-7　发现小脑出血后第 19 天颅脑 CT 结果

病例分析

1. 患者介入治疗术后小脑出血的可能原因

（1）介入治疗术前及术中的强化抗栓治疗

该患者术前应用了双联抗血小板及磺达肝癸钠抗凝治疗，术中应用了普通肝素抗凝治疗。抗血小板药物可能增加脑出血的风险。老年人，尤其是未经治疗的高血压患者脑出血的风险增加，联合使用阿司匹林和氯吡格雷时进一步增加脑出血的风险。虽然 ASPIRE 试验显示磺达肝癸钠的安全性及有效性与普通肝素相当，但是 OASIS-5 研究发现其指引导管内血栓风险增加，因此不推荐磺达肝癸钠作为择期 PCI 中单药抗凝使用，患者术前如已经给予磺达肝癸钠，术中追加普通肝素，也可能增加出血的风险。

（2）介入治疗术中的血压升高

患者虽无明确的高血压病史，但其血压已有不稳定情况，应激情况下会有血压的明显升高，脑出血恢复后仍有血压升高需口服降压药物治疗也显示其患有高血压病。其既往的血压波动可导致脑内小动脉发生病理性变化，可能出现局限性的扩张，并可形成微小动脉瘤。因本次术中的手术刺激引起血压的再次明显升高，从而可能导致已病变的脑血管破裂出血。故该原因不能排除。

（3）患者脑血管的自身基础病变

患者脑血管的自身基础病变（如脑血管畸形等），因无脑出血发生前的脑血管 MRA 检查结果，也不能完全排除。

2. 脑出血发生后的治疗

（1）抗栓药物的停用与恢复

使用抗栓药物发生脑出血时，应立即停药。对于使用抗栓药物发生脑出血的患者，何时、如何恢复抗栓治疗需要进行评估，权衡利弊，结合患者具体情况决定。由于止血药物治疗脑出血临床疗效尚不确定，且可能增加血栓栓塞的风险，不推荐常规使用。

（2）血压的管理

脑出血患者常出现血压明显升高，且升高幅度通常超过缺血性脑卒中患者，并与死亡、残疾、血肿扩大、神经功能恶化等风险增加相关。研究显示，将收缩压控制在 140 mmHg 以下可以降低血

185

肿扩大的发生率而不增加不良事件的发生。早期通过平稳与持续地控制好血压，特别是规避收缩压的峰值可增强早期积极降压治疗措施的临床获益。在降压治疗期间应严密观察血压水平的变化，每隔 5～15 分钟进行 1 次血压监测。

（3）其他治疗措施

有研究表明颅内出血患者颅内压的高变异性与其不良预后相关，脑出血患者早期的颅内压控制在合适的水平，可以改善患者的功能及预后。甘露醇是脱水降低颅内压的首选药物，但应该注意防治不良反应，尤其是在使用较长时间时，应注意观察和处理如低血容量、高渗透状态、电解质紊乱、肾功能及心功能损伤等。关于小脑出血，以往研究认为对那些血肿大于 3 cm，伴脑干受压或脑积水的患者行手术治疗预后较好。

病例点评

脑出血是冠脉介入治疗术后少见但可能严重影响预后的并发症之一，因此术前应认真进行风险评估，仔细权衡抗栓治疗获益与出血风险这一矛盾。脑出血发生后，支架内血栓的预防治疗与脑出血的康复治疗之间存在更为突出的矛盾，更应认真评估和权衡，争取达到最佳的临床预后。

参考文献

1. YUSUF S，MEHTA S R，CHROLAVICIUS S，et al. Effects of fondaparinux on mortality and reinfarction in patients with acute ST-segment elevation myocardial infarction：the OASIS-6 randomized trial. JAMA，2006，295（13）：1519-1530.

2. O'GARA P T，KUSHNER F G，ASCHEIM D D，et al. 2013 ACCF/AHA guideline

for the management of ST-elevation myocardial infarction：a report of the American College of Cardiology Foundation/American Heart Association Task Force on Practice Guidelines. J Am Coll Cardiol，2013，61（4）：e78-e140.

3. QURESHI A I，EZZEDDINE M A，NASAR A，et al. Prevalence of elevated blood pressure in 563，704 adult patients with stroke presenting to the ED in the United States. Am J Emerg Med，2007，25（1）：32-38.

4. SAKAMOTO Y，KOGA M，YAMAGAMI H，et al. Systolic blood pressure after intravenous antihypertensive treatment and clinical outcomes in hyperacute intracerebral hemorrhage：the stroke acute management with urgent risk-factor assessment and improvement-intracerebral hemorrhage study. Stroke，2013，44（7）：1846-1851.

5. TIAN Y，WANG Z，JIA Y，et al. Intracranial pressure variability predicts short-term outcome after intracerebral hemorrhage：a retrospective study. J Neurol Sci，2013，330（1/2）：38-44.

（杨兴胜　病例提供）

病例26　冠心病介入治疗中支架脱载

病历摘要

【基本信息】

患者，男性，58岁。主因"间断胸痛7年，加重3天"入院。

现病史：患者于7年前无明显诱因出现胸痛症状，伴肩背部放射痛，症状持续不缓解，就医后诊断为急性下壁心肌梗死，行急诊PCI术，于右冠状动脉植入2枚支架。术后患者规律服用双联抗血小板药物1年。3天前患者劳累时再次出现胸痛症状，位于心前区，并向后背及左上肢放射，休息数分钟后上述症状可自行缓解，为行冠脉造影检查再次入院。

既往史：吸烟、2型糖尿病、高脂血症。

【体格检查】

血压130/75 mmHg，心率75次/分，心、肺、腹查体未见明显异常。

【辅助检查】

心肌酶及BNP正常，超声心动显示二尖瓣轻度反流，左室舒张功能减低。

【诊断】

冠状动脉粥样硬化性心脏病、不稳定性心绞痛、陈旧性下壁心肌梗死、2型糖尿病、高脂血症。

【治疗经过】

入院行冠状动脉造影提示三支病变，前降支近中段钙化，节段

笔记

性狭窄 40% ～ 60%，回旋支近段节段性狭窄 50% ～ 60%，右冠状动脉近段钙化，节段性狭窄 80%（图 26-1），决定干预右冠状动脉。

选用 6F JR 4.0 指引导管，将 6F JR 4.0 指引导管送至右冠脉开口，应用 Intuition 导丝通过右冠脉近段病变，送至右冠脉远端，沿 Intuition 导丝应用 2.5 mm×15 mm 预扩球囊在右冠脉近段狭窄处 10 ～ 12 atm×6 s 扩张 2 次（图 26-2），拟于右冠脉近段病变处植入 1 枚支架，但支架通过困难、无法通过钙化病变到位。回撤支架，准备再次行球囊扩张后，再尝试植入支架，但在回撤支架过程中发现指引导管同轴不佳，支架不能跟随球囊退入指引导管，考虑支架脱载，后连同导丝及指引导管一同回撤，撤至右桡动脉处，再连同桡动脉鞘一同撤出，撤出后未发现支架，透视检查提示支架留置在桡动脉，暂予保留（图 26-3）。

在局部麻醉下行右桡动脉切开探查术，于桡动脉局部穿刺孔处，可见金属物伸出，取出后为长约 2 cm 金属支架，缝合桡动脉并关闭切口。

1 周后行第二次冠脉介入治疗，选用 6F AL 1.0 指引导管，将 6F AL 1.0 指引导管送至右冠脉开口，应用 BMW 导丝通过右冠脉近段病变，送至右冠脉远端，沿 BMW 导丝应用 3.0 mm×15 mm 后扩球囊在右冠脉近段狭窄处 12 ～ 14 atm×6 s 扩张 2 次（图 26-4），沿 BMW 导丝送 3.5 mm×29 mm 支架至病变处 10 atm×6 s 释放，沿 BMW 导丝应用 4.0 mm×15 mm 后扩球囊在支架内 14 ～ 16 atm×6 s 后扩张 3 次，复查造影，残余狭窄＜ 20%，血流 TIMI3 级（图 26-5），结束手术。

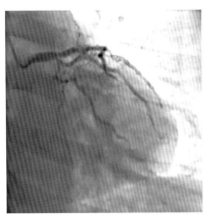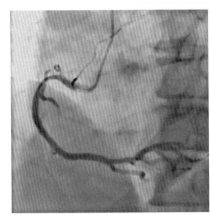

图 26-1 入院后冠状动脉造影

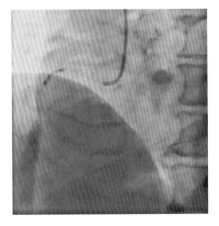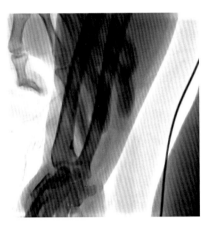

图 26-2 第一次 PCI 球囊预扩张　　　　图 26-3 脱载支架位于桡动脉

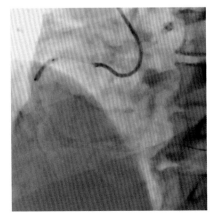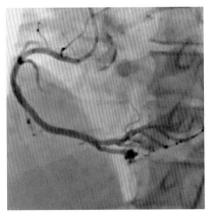

图 26-4 第二次 PCI 球囊预扩张　　　　图 26-5 右冠脉支架植入后造影

病例分析

1. 导致支架脱载的原因

支架脱载通常包括以下原因：①病变钙化扭曲较重，预扩张不够充分，试图通过病变时支架部分被卡住，在推送或回撤支架时，出现脱载。②先前放置的支架变形、断裂或后扩张不充分，通过其向远端推送支架时与其钢梁剐蹭，导致支架从球囊上脱载。③指引导管不同轴时回撤支架，支架近端抵在导管上蹭翘起变形，导致支架无法顺利撤回而发生脱载，此原因最为常见。④左主干较短，发生支架"逃逸现象"。⑤球囊和支架黏合不紧，推送过程中遇到阻力稍大，支架从球囊脱载。

2. 预防支架脱载

支架脱载发生率较低，但是可造成急性心肌梗死、猝死等严重并发症，因此，支架脱载重在预防。预防支架脱载包括以下几方面：①充分评估病变，对于肉眼难以评价的病变，及时应用 IVUS/OCT 等辅助检查。②对于严重狭窄钙化的病变需要充分预扩张，必要时可应用切割球囊或旋磨。③合理选择手术器械，选择适合的指引导管，保证足够支撑力，病变近端血管存在严重迂曲时，尽早使用双导丝技术、5 进 6 双导管技术、Guidezilla 延长导管技术等辅助推送支架。④如果支架需要回撤，尽量保持指引导管的同轴性，缓慢回撤。⑤操作如遇阻力立即停止，切不可暴力操作。

3. 取出脱载支架的常用方法

一旦发生支架脱载，术者一定要尽量保证导丝不撤出脱载支架。保留导丝是后续有效处理的基础，一旦导丝脱出支架，势必造成进一步处理的困难。在不损伤冠脉的情况下，将脱载的支架撤离冠状动脉，在外周血管进行下一步处理是最佳选择。除此之外，还可以选择支架冠状动脉内原位释放（选择释放支架部位血管直径与支架直径不能相差过大，以确保支架释放后贴壁良好）或将脱载支架在冠状动脉内挤压（药物洗脱支架不推荐使用该方法，因其可导致局部药物浓度较大，造成局部冠状动脉的退行性改变）。

取出脱载支架的常用方法：①小球囊低压扩张（图 26-6）：用小直径球囊送至脱载支架远端低压扩张并回撤，将脱载支架回撤至指引导管。操作前需确保指引导管与冠状动脉同轴，而且支架无明显变形。②双导丝支架远端缠绕技术（图 26-7）：送另一个导丝经脱载支架外或穿支架网眼到支架远端，与脱载支架内的导丝反复缠绕，同时回撤两导丝将脱载支架直接撤入指引导管。③应用抓捕器直接抓捕脱载支架（图 26-8），如环状圈套器、三环抓取系统、篮网抓取器、胆石钳、活检钳、Cook 异物抓取器、延长导丝及造影管自制抓捕器等。④双球囊挤压支架：当小球囊低压扩张取脱载支架失败时，通过另外一条指引导丝送第二个球囊，低压扩张，与之前小球囊相互挤压同时回撤，将脱载支架撤至引导管开口。⑤当脱载支架无法回撤入指引导管时，可以连同指引导管、导丝、球囊、支架同时回撤离开冠状动脉。将脱载支架撤至外周血管如肘部以下或者股动脉，利用抓捕器或借助外科方法取出。此外，支架脱载的处理方法还有 IVUS 导管移动技术、外科切开取出技术、急诊外科搭桥等。

脱载于冠状动脉内的支架大多可通过上述方法处理，而对于脱载于冠状动脉口外的支架，处理相对复杂。由于强大的主动脉血流冲击，除罕见支架被血流推送至颈动脉，甚至肾动脉而形成栓子外，多数支架会被血流冲至下肢血管，可采用套圈法、心肌活检钳、多功能篮样回收装置等将支架取出。一些留置于外周血管内的支架，也可就地释放。在内科器械取出失败后，大多需外科手术取出。

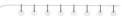

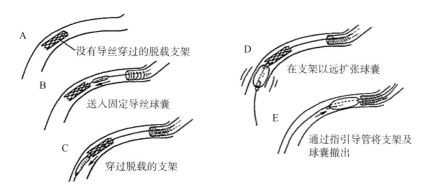

图 26-6　小球囊低压扩张

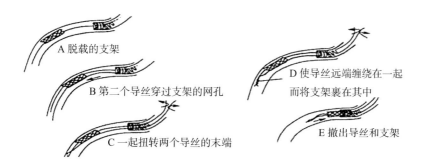

图 26-7　双导丝支架远端缠绕技术

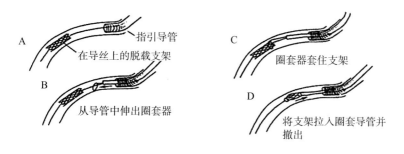

图 26-8　应用抓捕器直接抓捕脱载支架

　　本病例中，导致支架脱载的原因是病变处钙化较为严重，同时术前对于病变的评估不足，选择 JR 4.0 指引导管导致支撑力不足，预扩张不够充分，支架在钙化病变处钢梁出现变形，故在试图撤回

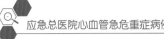
指引导管时，支架卡在了指引导管口部。但是发现较为及时，支架未完全脱出，采取了连同指引导管、导丝、球囊、支架同时回撤离冠状动脉的方式，将支架撤离冠脉。在第二次 PCI 时，采用了 6F AL 1.0 强支撑指引导管，预扩张应用了非顺应性球囊，扩张更充分，此后植入支架的过程较为顺利。

病例点评

目前支架脱载的发生率为 0.2% ～ 1%。病变、操作及器械的因素均可导致支架脱载。对于支架脱载重在预防，术前需要对病变充分评估，选择合适的手术策略和器材，术中小心操作，对钙化成角病变进行充分预处理，可明显降低支架脱载的可能。一旦发生支架脱载，保留导丝是关键，根据术中具体情况选择相应策略，取出脱载支架或原位释放。

参考文献

1. 李拥军 . 经皮冠状动脉介入治疗的并发症 . 中国介入心脏病学杂志，2016，24（1）：55-57.

2. WOODHOUSE J B，UBEROI R. Techniques for intravascular foreign body retrieval. Cardiovasc Intervent Radiol，2013，36（4）：888-897.

3. 李春江，刘健，高嵩，等 . 经桡动脉冠状动脉支架脱落的处理一例 . 中国介入心脏病学杂志，2010，18（5）：289-290.

（金达　病例提供）

第三章
复杂结构性心脏病超声诊断

病例 27　超声心动图诊断完全性心内型肺静脉异位引流

病历摘要

【基本信息】

患儿，男性，14岁。主因"12岁时发现先天性心脏病，房间隔缺损，肺动脉高压"，为进一步诊治来我院。

患儿出生于西藏，并久居原地，平素体质差，易患上呼吸道感染，活动耐力差，喜蹲踞。

【体格检查】

体温 36.5 ℃，呼吸 20 次 / 分，脉搏 104 次 / 分。口唇颜面轻度发绀，杵状指。心率 104 次 / 分，心律齐，胸骨左缘 Ⅱ - Ⅲ 肋间可闻及收缩期 2/6 级杂音。

【辅助检查】

血气分析：PO_2 46.4 mmHg，SO_2 80.6%。心电图：窦性心律，不完全性右束支传导阻滞。胸部 X 线片：心影增大，肺动脉段突出，肺血增多。

心脏彩色超声（图 27-1）：心房正位，心室右襻，右心明显扩大，左心发育正常，室间隔与左室后壁同向运动；冠状静脉窦增宽，30.6 mm，4 条肺静脉引流入冠状静脉窦后入右房，房间隔上端回声缺失约 19 mm。彩色多普勒检查显示 4 条肺动脉血流经冠状静脉窦口入右室流入道，房间隔缺损显示右房向左房低暗的蓝色血流信号，右心血流显色面积显色量较左心明显增多，室间隔连续完整；主肺动脉交通无分流。锁骨上窝切面显示：左侧无名静脉与右侧无名静脉入右上腔，降主动脉左侧可见一支宽 6.4 mm 血管。该血管彩色血流显示蓝色血流信号。

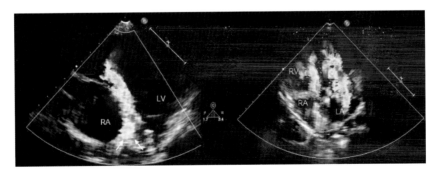

图 27-1 心脏彩色超声检查

CT 检查（图 27-2）：左心房发育小，房间隔缺损，宽约 29.7 mm。双侧肺静脉汇入冠状静脉窦，双肺静脉未见明显狭窄。右心房、室增大。

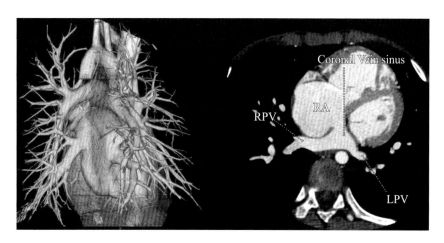

图 27-2　CT 检查

【诊断】

超声诊断：先天性心脏病。①完全型心内型肺静脉畸形引流（冠状静脉窦）；②Ⅱ孔房间隔缺损右向左分流；③三尖瓣反流（少量）；④肺动脉高压（中度）；⑤永存左上腔静脉。

CT 诊断：复杂性先天性心脏病，完全性肺静脉异位引流（心内型），肺静脉汇入冠状静脉窦至右心房，房间隔缺损，左心房发育小，右心房、室增大。

【治疗经过】

术中取胸部正中切口，锯开胸骨，悬吊心包。探查：心脏中度增大，以右心房、右心室增大为主，肺动脉压力中度增高。建立体外循环，灌注含血停跳液，心脏顺利停跳，切开右心房，见继发孔房间隔缺损，直径约 20 mm，冠状静脉窦明显扩张，静脉窦口扩张至直径

25 mm，左右肺静脉均回流至扩张的冠状静脉窦内，剪开部分冠状静脉窦壁进一步扩大冠状静脉窦口，直至扩大到房缺下缘并与房缺融合，以牛心包补片修补缺损。补片后，冠状静脉窦口被完全隔至左心房，行三尖瓣成形，缝合右心房切口。心脏自动复跳，顺利停机，关胸。术后超声诊断：右心扩大较前明显减轻，左房内可见残留共同肺静脉壁；左右肺静脉引流入左房；房间隔连续正常。

病例分析

完全性肺静脉畸形引流（total anomalous pulmonary venous connection，TAPVC）为罕见的发绀型先心病，发病率约占先心病患者的 1.5% ~ 3%，占所有肺静脉畸形引流的 30% ~ 40%。其基本病理特征是全部肺静脉未能正常回流入左房，直接或间接通过体静脉回流入右房，与来自全身静脉的血液汇合，一部分通过未闭卵圆孔或房间隔缺损而入左房、左室、主动脉，大部分通过三尖瓣口入右心室及肺动脉，致使肺循环血流量显著增多，引起肺动脉高压。

完全性肺静脉畸形引流根据肺静脉回流之途径不同，可分 4 型：①心脏上型，最为常见（51.5%），4 支肺静脉往往汇合后先流入胎留的左侧上腔静脉，再进入正常的右侧上腔静脉，少数病例直接进入正常的上腔静脉或奇静脉；②心脏内型（20.7%），4 支肺静脉汇合后直接回流入右房或冠状静脉窦入右房；③心脏下型，回流入膈肌以下的门静脉、静脉导管、肝静脉或下腔静脉；④混合型，各肺静脉分别通过不同途径回流到上列归路。此畸形几乎全部病例都伴有卵圆孔未闭或房间隔缺损，1/3 病例伴有其他心血管畸形。患者症状严重程度受以下因素影响：是否合并其他畸形、肺静脉回流梗阻的严重程度、房间隔缺损程度。完全性肺静脉畸形引流血流动力学影响较严重，预后极差。如未手术治疗，约 80% 于 1 岁之内死亡，只有 1% ~ 2% 可存活到成人。故对完全性肺静脉畸形引流者主张早期诊断治疗。

TAPVC 主要临床表现为呼吸困难、发绀及右心心力衰竭。心脏超声影像特点为：在四腔切面及左室长轴切面可见左房后上部的共同肺静脉影像，同时在左房内找不到肺动脉的开口；左房内径较小，右房、右室明显扩大，伴不同程度的三尖瓣反流及肺动脉高压；房间隔存在缺损或未闭的卵圆孔，右向左分流，此分流途径是左心唯一的血流来源，是本病患儿存活的基本条件。心内型回流入冠状静脉窦者，冠状静脉窦极度扩张，易将冠状静脉窦顶壁误认为房间隔而诊断为原发孔房缺，需注意鉴别。发现上述表现后要考虑 TAPVC，要仔细寻找共同肺静脉及其发出的垂直静脉，根据其引流的部位不同判断分型。

综上所述，发绀患儿，超声检测发现房间隔缺损，左房较小者应考虑本病可能，仔细探查左房，寻找到肺动脉开口。超声心动图检查对该病有确诊价值，并能为术者术式的选择提供重要的证据。

🗒 病例点评

完全性肺静脉畸形引流为罕见的发绀型先心病，完全性肺静脉畸形引流血流动力学影响较严重，预后极差。如未手术治疗，约 80% 于 1 岁之内死亡，只有 1% ~ 2% 可存活到成人。故对完全性肺静脉畸形引流者主张早期诊断治疗。本例患者为心内型回流入冠状静脉窦，冠状静脉窦极度扩张，易将冠状静脉窦顶壁误认为房间隔而诊断原发孔房缺，通过超声结合其他影像学为本病诊断提供重要依据，也为治疗提供了依据。

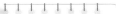 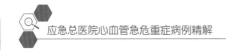
参考文献

1. 陈小聪，赵雅萍，张国福，等. 超声心动图对完全性肺静脉畸形引流的诊断价值.
中国超声诊断杂志，2004，12：948-950.

2. GILKESON R C，HAAGA J R，CIANCIBELLO L M. Anomalous unilateral single
pulmonary vein：multidetector CT findings. AJR Am J Roentgenol，2000，175（5）：
1464-1465.

3. INOUE T，ICHIHARA M，UCHIDA T，et al. Three-dimensional computed
tomography showing partial anomalous pulmonary venous connection complicated by
the scimitar syndrome. Circulation，2002，105（5）：663.

（薛 军 病例提供）

病例 28　典型限制型心肌病心脏超声诊断

📋 病历摘要

【基本信息】

患者，女性，76 岁。主因"活动后胸闷气短 20 年，加重 4 周"门诊诊治。

现病史：患者 20 年前活动后出现胸闷、气短症状，休息后可缓解，于外院就诊诊断为冠心病，心功能不全，以利尿、ACEI、强心、扩血管治疗，症状 20 年来反复出现，且症状近 4 周来逐渐加重。于外院行心脏超声检查：心脏扩大，三尖瓣大量反流，卵圆孔未闭合，肺动脉高压。胸部 X 线片提示：左向右分流性先心病，房间隔缺损可能，肺循环高压，心功能不全。心电图提示：心房颤动，左心室高电压，ST-T 改变。

既往史：否认高血压、冠心病、糖尿病病史。

【体格检查】

血压 125/80 mmHg，呼吸 19 次 / 分。无口唇发绀，双肺呼吸音清晰，未闻及干、湿性啰音，心率 110 次 / 分，节律不齐，心音强弱不等，无病理性杂音，腹部平软，肝脏在肋下两横指，下肢轻度水肿。

【辅助检查】

心脏超声检查：符合限制型心肌病超声表现，双房显著扩大（图 28-1），右室扩大，肺动脉高压（重度），三尖瓣反流（重度）（图 28-2），左室肥厚（轻度），主肺动脉增宽，二尖瓣反流（中度），卵圆孔未闭合（心房水平左向右分流），EF 74%。

笔记

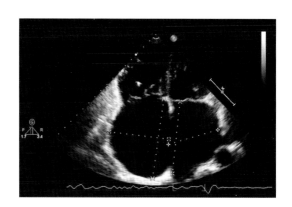

图 28-1 心尖四腔心切面显示双房显著扩大

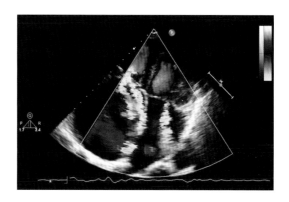

图 28-2 心尖四腔心切面显示二三尖瓣收缩期大量反流

胸腔 CT 检查：心包未见明确钙化。建议患者北京某医院进一步行 MRI 检查，结果提示：双房明显扩大，左室舒张运动受限，左室 EF 57.85%，CO 6.61 L/min，左室舒张末容积 143.0 mL，舒张明显受限，考虑心肌受累疾患，限制型心肌病。结合患者病史及 MRI 检查结果进一步明确了超声心动图的检查。

【诊断】

限制型心肌病。

【治疗经过】

给予患者利尿、舒张心肌及对症治疗，患者症状明显好转。

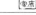

📋 病例分析

　　限制型心肌病（restrictive cardioyopathy，RCM）临床较少见，临床医生对该疾病的症状体征缺乏认识，容易误诊误治，导致患者死亡。限制型心肌病是一种特殊类型的心肌病，其患病率远比扩张型心肌病和肥厚型心肌病低。至今病因未明，故临床诊断困难，容易误诊。其临床表现与缩窄性心包炎很相似，难以鉴别。

　　心房扩大、室间隔切迹和呼吸时室间隔抖动系超声心动图主要征象。心房压进行性缓慢升高，且常伴有瓣膜反流导致左右房显著扩大是 RCM 的标志。缩窄性心包炎患者也常出现心房扩大，但很少达到 RCM 增大的程度，可能是由于增厚缩窄的心包限制了心房的扩张。超声可部分显示心包增厚进而区分 RCM 和缩窄性心包炎，但超声有限的分辨率降低了发现增厚心包的特异性。结合影像学检查如 CT 来排除缩窄性心包炎诊断，心脏超声检查结合心肌 MRI 共同确诊本例限制型心肌病的诊断。患者行 CT 及 MRI 检查结果显示心包增厚部位为心房侧壁游离壁，而缩窄性心包炎心包增厚处常为房室沟。另外，限制型心肌病多伴有二尖瓣三尖瓣反流，缩窄性心包炎常无此现象。

　　RCM 鉴别诊断长期以来一直是临床科室的一个难题，随着多种诊断方法的出现，对于大部分患者可明确诊断，但仍有一部分患者鉴别诊断困难，最终仍需要综合多种影像学，必要时心肌内膜活检结合临床表现明确诊断。

📋 病例点评

　　限制型心肌病是一种特殊类型的心肌病，心房扩大、室间隔切迹和呼吸时室间隔抖动系超声心动图主要征象。其临床表现与缩窄性心包炎很相似，难以鉴别，限制型心肌病心房压进行性缓慢升高，且常伴有瓣膜反流导致左右房显著扩大是 RCM 的标志。缩窄性心包炎患者也常出现心房扩大，但很少达到 RCM 增大的程度。超声可部分显示心包增厚进而区分 RCM 和缩窄性心包炎，但超声有限的分辨率降低了发现增厚心包的特异性。结合影像学检查如 CT 来排除缩窄性心包炎诊断，心脏超声检查结合心肌 MRI 共同确诊本例限制型心肌病，从而可以为制定合理有效的临床治疗方案、转归提供了重要的手段。

参考文献

1. MOGENSEN J，ARBUSTINI E. Restrictive cardiomyopathy. Curr Opin Cardiol，2009，24（3）：214-220.

2. ZIIANG Q，KUM L C C，LEE P W，et al. Effect of age and heart rate on atrial mechanical function assessed by Doppler tissue imaging in healthy individuals. J Am Soc Echocardiogr，2006，19（4）：422-428.

（薛 军 病例提供）

病例 29　缩窄性心包炎

病历摘要

【基本信息】

患者，男性，54 岁。主因"间断发热伴胸闷、盗汗 1.5 个月"入院。

现病史：患者于 1.5 个月前无诱因出现发热，体温最高达 37.8 ℃，偶有咳痰，痰为白色。1 个月前就诊外院，查血沉偏快，胸部 CT 提示：心包积液，双侧胸腔积液，双肺炎性病变。心脏超声提示：大量心包积液。外院给予心包穿刺引流术，患者胸闷缓解，20 多天前就诊于结核病专科医院给予抗结核治疗。近日胸闷症状加重就诊于我院。

既往史：否认冠心病、糖尿病病史。

【主要检查】

双肺呼吸音粗，心率 118 次 / 分，双侧颈静脉怒张。经胸心脏超声结果（图 29-1）显示右心饱满，右室及左室壁心尖部心包轻度增厚 0.2 cm，双侧心室壁房室环未见明显内收。进一步经食道超声（图 29-2）：多切面显示心包均增厚，最厚处约 0.6 cm，双侧房室环内收，室间隔偶见弹跳征，符合缩窄性心包炎超声表现，手术行心包剥脱术，符合术前诊断。

【诊断】

缩窄性心包炎。

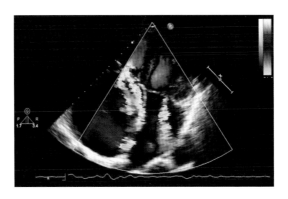

图 29-1 经胸心脏超声显示：心包增厚，未见明显内收

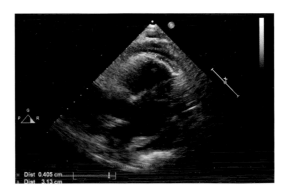

图 29-2 食道超声确诊缩窄性心包炎

【治疗经过】

患者在全身麻醉下行"心包剥脱术"，术中探查：心包明显增厚、粘连，剥离粘连心包，手术顺利。

📋 **病例分析**

1. 缩窄性心包炎的特点

缩窄性心包炎继发于急性心包炎，是心包上瘢痕组织增生，限制心包伸缩，其病因以结核性心包炎占多数。多数病例急性阶段症状不明显，待心包缩窄明显时，才并发临床症状。如能及早手术，预后良好。此例为不典型缩窄性心包炎心脏超声表现，经食道超声后确诊，也提醒广大超声医生对不典型性心包增厚且图像不清楚的患者应行食道超声确诊。

2. CT 检查的特点

CT 具有较高的密度分辨率，显示缩窄性心包炎的各种形态学异常非常可靠，准确显示心包增厚的部位、程度及有无合并明显钙化，心脏外形轮廓改变，对心脏血流动力学异常表现的显示有较大价值，国外有文献报道利用立体多排 CT 能更加准确地显示钙化范围。心脏CT 可断层显示心包厚度及钙化、心脏腔室、大血管改变，有很高的密度分辨率，很容易显示缩窄性心包炎心包增厚和钙化，并可确定部位，以及下腔静脉扩张和室间隔扭曲成角等病理改变及血流动力学特征。

3. 常规超声心动图检查

（1）心房增大

限制型心肌病因心房压力大而导致双房显著扩大，缩窄性心包炎心房虽然也增大，但是远不能发展到限制型心肌病的巨大程度，在本病例中也得到了验证。

（2）室间隔切迹

缩窄性心包炎的心包失去顺应性，室间隔于舒张早期后移，显示为切迹样改变。

（3）心包形态改变

缩窄性心包炎心包增厚，回声增强，且心包各部位增厚不均匀。缩窄性心包炎，左心室等容舒张时间（isovolumic relaxation time，IVRT）和舒张早期二尖瓣血流最大速率（E 峰）常有明显的呼吸性变异，E 峰速度的变异幅度常常超过 25 %。

总之，对于有缩窄性心包炎或限制型心肌病的患者，应进行超声心动图检查，重点是观察经二尖瓣反流的变化，观察心包的厚度可以获得正确诊断，而限制型心肌病应该再结合磁共振检查明确心肌情况，必要时进行心内膜活检，做出正确的判断。

📋 病例点评

缩窄性心包炎继发于急性心包炎，是心包上瘢痕组织增生，限制心包伸缩，其病因以结核性心包炎占多数，多数有心包的增厚，且与限制型心肌病难以鉴别。本病例为不典型的心包增厚，二维超声也不能确诊，最后应用食道超声后看到了明显的心包增厚，结合CT结果确定诊断，早期手术，预后良好。本病例经过食道超声确诊进行了手术心包剥脱术，预后好，成功治愈患者。

参考文献

1. MARON B J, TOWBIN J A, THIENE G, et al. Contemporary definitions and classification of the cardiomyopathies: an American Heart Association Scientific Statement from the Council on Clinical Cardiology, Heart Failure and Transplantation Committee; Quality of Care and Outcomes Research and Functional Genomics and Translational Biology Interdisciplinary Working Groups; and Council on Epidemiology and Prevention. Circulation, 2006, 113 (14): 1807-1816.

2. ZWAS D R, GOTSMAN I, ADMON D, et al. Advances in the differentiation of constrictive pericarditis and restrictive cardiomyopathy. Herz, 2012, 37 (6): 664-673.

3. DAL-BIANCO J P, SENGUPTA P P, MOOKADAM F, et al. Role of echocardiography in the diagnosis of constrictive pericarditis. J Am Soc Echocardiogr, 2009, 22 (1): 24-33, q103- q104.

笔记

4. SENGUPTA P P，KRISHNAMOORTHY V K，ABHAYARATNA W P，et al. Comparison of usefulness of tissue Doppler imaging versus brain natriuretic peptide for differentiation of constrictive pericardial disease from restrictive cardiomyopathy. Am J Cardiol，2008，102（3）：357-362.

5. BUTZ T，FABER L，PIPER C，et al. Constrictive pericarditis or restrictive cardiomyopathy? Echocardiographic tissue Doppler analysis. Dtsch Med Wochenschr，2008，133（9）：399-405.

6. CHINNAIYAN K M，LEFF C B，MARSALESE D L. Constrictive pericarditis versus restrictive cardiomyopathy： challenges in diagnosis and management. Cardiol Rev，2004，12（6）：314-320.

7. WACHTER R，PIESKE B. Restrictive cardiomyopathy. Herz，2005，30（6）：558-564.

8. HOFFER E，MATERNE P，LIMET R，et al. Clinical case of the month. Constrictive pericarditis with a macroscopically normal pericardium： apropos of a case. Rev Med Liege，2007，62（4）：184-187.

（薛　军　病例提供）

笔记

病例 30　胎儿先天性心脏病法洛四联症诊断

病历摘要

【基本信息】

孕妇，28岁。第1胎，孕30周来院常规检查。

现病史：孕30周发现胎儿心脏畸形。

【超声检查】

胎位 ROA，胎心、胎动可及，双顶径 8.1 cm，股骨长 5.6 cm，胎盘附着前壁，Gr-Ⅰ级，羊水平均深度 3～5 cm。胎儿心脏室间隔膜周部连续中断 0.337 cm，升主动脉直径 0.6 cm，骑跨于室间隔上，骑跨率 50%～60%（图 30-1），肺动脉主干直径 0.4 cm，CDFI 示心室收缩期左右心室血液同时注入主动脉；胎儿双足交叉，足底平面与小腿冠状面在同一切面显示（图 30-2）。超声提示：胎儿先天性心脏病法洛四联症，双足内翻。

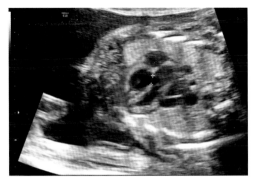

图 30-1　胎儿先天性心脏病法洛四联症（主动脉骑跨及室间隔缺损）影像

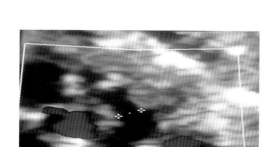

图 30-2　胎儿先天性心脏病法洛四联症（肺动脉狭窄）影像

【诊断】

胎儿先天性心脏病法洛四联症，双足内翻（经引产后证实）。

病例分析

　　法洛四联症是常见的先天性心脏血管畸形，在发绀型先天性心脏病中居首位。本病的病理解剖特征有 4 点：①肺动脉狭窄；②心室间隔缺损；③升主动脉开口向右侧偏移；④右心室向心性肥厚。1944 年，Blalock 和 Taussig 认识到法洛四联症的主要病理生理改变是肺循环血流量不足，动脉血氧含量降低，导致发绀和死亡，并据此常用锁骨下动脉肺动脉分流术，以增多肺循环血流量，改善血缺氧。继而 Potts、Glenn、Waterston 等又先后在临床上开展各种体肺分流术。1948 年，Brock 和 Sellors 对法洛四联症患者施行闭式手术，直接切开漏斗部或肺动脉瓣狭窄。Scott（1954）及 Lillehei、Kirklin、Kay（1955）等先后在低温麻醉和体外循环下开展法洛四联症心内直视根治性手术。

　　法洛四联症的特点：左心长轴切面、大动脉短轴切面、心尖五

笔记

211

腔心切面显示室间隔上部回声中断，主动脉明显增宽、前移，其前壁与室间隔连续中断，而且两断端不在同一深度，室间隔在主动脉前后壁的中间，形成主动脉骑跨。肺动脉较主动脉窄细，多无明显狭窄后扩张。

病例点评

法洛四联症是常见的先天性心脏血管畸形，在发绀型先天性心脏病中居首位，主要病理生理改变是肺循环血流量不足，动脉血氧含量降低，导致发绀和死亡。患儿出生后需要尽早手术，但是胎儿期的法洛四联症受孕期影响，在孕晚期有胎儿缺血缺氧的危险，故早期诊断，对于孕期的选择非常重要。胎儿心脏超声也作为重要的产前产后一体化的诊疗技术，为胎儿心脏提供重要的筛查工具，保证了孕妇及胎儿的安全。

参考文献

1. 何怡华 . 胎儿超声心动图学 . 北京：人民卫生出版社，2013：8-42.

2. 伍颖恒，马小燕 . 产前超声检测中孕期胎儿心脏发育 . 中国医学影像技术，2011，27（11）：2294-2298.

3. DONOFRIO M T. Predicting the future：delivery room planning of congenital heart disease diagnosed by fetal echocardiography. Am J Perinatol，2018，35（6）：549-552.

（薛 军　病例提供）

笔记

病例 31 部分型肺静脉异位引流合并奇静脉异位引流超声诊断

病历摘要

【基本信息】

患者，女性，40 岁。主因"活动后胸闷、气短 5 年"于 2012 年 5 月 11 日入院。

现病史：患者 5 年前活动后出现胸闷、气短症状，休息后可缓解，曾于北京某医院行心脏彩超示"先天性心脏病、房间隔缺损（Ⅱ 孔型、上腔型）、肺动脉扩张、冠状静脉窦增宽、肺动脉中度高压、二尖瓣轻度反流、右心左房增大"，为手术治疗，特来我院就诊。

既往史：否认高血压、冠心病病史。

【主要检查】

胸骨左缘 Ⅱ ~ Ⅲ 肋间可闻及收缩期 2/6 级杂音，P2 > A2。心脏彩超示（图 31-1）：左室内径正常范围，右心明显扩大，右室流出道增宽，右室肥厚，室间隔与左室后壁呈同向运动。二尖瓣前后叶轻厚，收缩期前叶对合缘明显向左房移位，移全后叶瓣根，关闭良好，舒张期瓣口呈层流，主动脉瓣正常。四腔心切面显示上腔型房间隔缺损 2.3 cm，该切面显示右肺静脉血流直接入右房，同时，可见少量三尖瓣反流及右房血流入左房，下腔切面显示下腔型房间隔缺损 1.7 cm，同时可见两条肺静脉汇成一条总干入右房。肺动脉主干及其分支扩张，肺动脉瓣形态正常，开放呈 W 形，A 波消失，肺动脉内

笔记

未见主动脉向肺动脉的分流，前向血流速度轻度增快。冠状动脉窦在右房明显扩张约 2.7 cm，胸骨上窝切面显示不清，收缩期三尖瓣反流部分入右房，部分入扩张的冠状静脉窦（建议右心声学造影除外冠状静脉窦无顶征或永存左上腔静脉）。三尖瓣显示有中量反流，反流速度较快，三尖瓣反流法测肺动脉收缩压 63 mmHg，二尖瓣、主动脉瓣未见病理性反流信号。提示房间隔缺损，部分肺静脉畸形引流（大量左向右分流、少量右向左分流），冠状静脉窦扩张，肺动脉中度高压，右心扩大，右室肥厚。

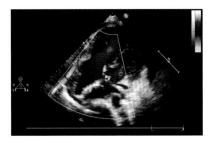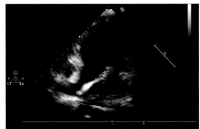

图 31-1 心脏彩超检查

【诊断】

部分型肺静脉异位引流合并奇静脉异位引流。

【治疗经过】

采用体外循环行房间隔缺损修补术，术中见心脏中度增大，肺动脉压力增高，主、肺动脉之比为 1：2，于肺动脉左后方探及永存左上腔静脉，下腔静脉左侧探及一血管连接右心房，房间隔缺损 2.5 cm×2 cm，4 支肺静脉均注入左房，剪取合适大小的涤纶补片连续缝合修补缺损，术中证实为部分肺静脉异位引流合并房间隔缺损。术后患者复查超声心动图，异位引流的肺静脉得到了很好的矫正，肺静脉口未见梗阻，下腔静脉远心端腹主动脉左侧可见一根血管绕过肌内注射从右侧入下腔，频谱为奇静脉频谱，考虑为奇静脉异位引流入下腔静脉。

病例分析

部分型肺静脉异位引流（partial anomalous pulmonary venous connection，PAPVC）属于罕见的先天性心脏病，而合并奇静脉异位引流更为少见。肺静脉异位引流系由于胚胎发育异常使肺静脉血不进入左房而引入体循环的静脉系统，包括完全肺静脉畸形引流和部分肺静脉异位引流。部分型肺静脉畸形引流是指 1 ～ 3 支肺静脉未与左房相连，而通过不同途径与右房相通。部分肺静脉血引流入左无名静脉、上腔静脉、永存的左侧上腔静脉等，称为心上型；引流入右心房、冠状静脉窦等，称为心脏型；引流入奇静脉或门静脉者，称为心下型，也可为上述 3 种情况的混合型。

超声检查左房内有无肺静脉的开口和（或）有部分肺静脉开口是诊断肺静脉异位引流的特征性表现，肺静脉引流部位及分布数目是诊断分型的关键。奇静脉一般自右膈角处起自右腰升动脉，在食管后方沿脊柱右前方上行，至第四胸椎高度，向前勾绕右肺根上方，形成奇静脉弓，于第二肋软骨平面注入上腔静脉。

此例患者经超声心动图诊断为心脏型部分型肺静脉畸形引流合并奇静脉异位引流。超声心动图及彩色多普勒超声通过多部位、多切面探查，对大部分 PAPVC 能做出准确或提示性诊断，加上其无创、廉价、可重复并且可准确发现合并畸形等特点，为制定手术方案提供了重要的依据。因此，超声心动图成为 PAPVC 临床首选检查方法。

病例点评

部分型肺静脉异位引流属于罕见的先天性心脏病，而合并奇静脉异位引流更为少见，肺静脉异位引流系由于胚胎发育异常使肺静脉血不进入左房而引入体循环的静脉系统，包括完全肺静脉畸形引流和部分肺静脉异位引流。本病例为部分肺静脉异位引流，合并了奇静脉开放，是比较少见的病例。诊断明确后，进行了手术治疗，术中证实为部分肺静脉异位引流合并房间隔缺损，成功救治，并让患者重新恢复到正常生活。

参考文献

1. AMMASH N M，SEVARD J B，WAMES C A，et al. Partial anomalous pulmonary venous connection：diagnosis by transesophageal echocardiography. J Am Coll Cardiol，1997，29（6）：1351-1358.

2. TIGHE D A，THOMAS N V L，HAFER J G，et al. Diagnosis of partial anomalous pulmonary venous connection with intact interatrial septum by echocardiography. Echocardiography，1998，15（4）：405-408.

3. 张志芳，张玉奇，孙锟，等 . 混合型肺静脉异位引流的彩色多普勒超声心动图诊断 . 医学影像学杂志，2005，15：860-861.

（薛 军 病例提供）

笔记

病例 32　右肺动脉起源主动脉合并法洛四联症

病历摘要

【基本信息】

患儿，男性，4 岁。主因"发现杂音 4 年，呼吸困难 1 个月"入院。

现病史：患儿 4 年前因"肺炎"住院体检发现心脏杂音，在当地医院心脏彩超提示"先天性心脏病，法洛四联症"，未治疗，1 个月前呼吸困难，症状加重入院。

既往史：否认外伤史，否认肺炎、结核传染病史。

【体格检查】

口唇发绀，四肢末梢青紫，胸骨左缘 3、4 肋间可及收缩期 2/6 级喷射性杂音。

【辅助检查】

超声心动检查（图 32-1）显示右肺动脉起源升主动脉、右心增大、主动脉反流（轻度）、右肺动脉高压。

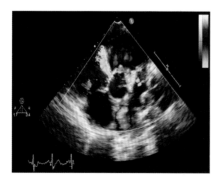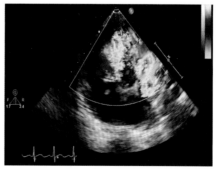

图 32-1 超声心动检查

【诊断】

先天性心脏病、汰洛四联症。

【治疗经过】

心导管插入术（图 32-2）显示了升主动脉的右肺动脉。开胸探查手术修复：体外循环下行"法洛四联症＋右肺动脉起源异常矫治手术＋室间隔造口手术"。

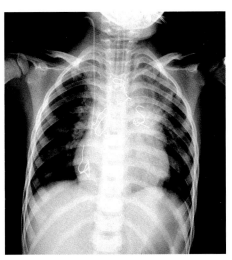

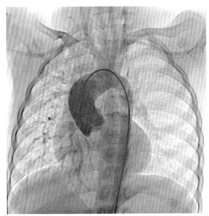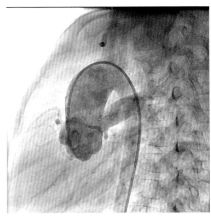

图 32-2 心导管插入术

📋 病例分析

一侧肺动脉异常起源于升主动脉（anomalous origin of pulmonary artery from the ascending aort，AOPA），是一种罕见的先天性心血管畸形。根据起源异常的肺动脉，病理分为右肺动脉异常起源于主动脉（anomalous origin of the right pulmonary artery from ascending aorta，AORPA）和左肺动脉异常起源于主动脉（anomalous origin of the left pulmonary artery from ascending aorta，AOLPA）。未经治疗的患儿多在 1 岁内死亡，因此目前对此病强调早期手术矫治。最常见的手术方式是在体外循环下行矫治手术，也有报道在非体外循环下进行手术。

AOPA 常与其他心脏异常相关，如动脉导管未闭，法洛四联症。右肺动脉（RPA）通常起源于升主动脉的右侧壁或后侧壁，很少起源于升主动脉的左后壁。对于外科手术，确认 RPA 的位置和路径是很重要的。通过超声心动图和血管造影可以得到准确的诊断。在这种情况下，心导管插入术有助于建立异常 RPA 的起始位置。

在 AOPA，高肺流量导致充血性心力衰竭和新生儿或婴儿早期的单侧肺动脉高压。随后，受影响肺的肺血管阻塞性疾病逐渐发展，甚至在婴儿早期肺血管系统也发生不可逆的变化。因此，AOPA 的修复应在 6 个月时进行，以预防不可逆转的肺血管阻塞性疾病。

肺动脉异常起源升主动脉的死亡率高。早期临床诊断能大大提高手术矫正的机会。因此，早期诊断和治疗可以使患者受益。当然我们需要积极主动地与其他先天性心脏病进行鉴别，采用各种有效的诊断方法。

219

📋 病例点评

　　一侧肺动脉异常起源于主动脉是一种罕见的先天性心血管畸形，根据起源异常的肺动脉，病理分为右肺动脉异常起源于主动脉和左肺动脉异常起源于主动脉。未经治疗的患儿多在 1 岁内死亡，因此目前对此病强调早期手术治疗，本病例为 4 岁患儿更为少见，且国内外报道较少，在术中因为外科根治术后出现了左心压力增高，人为造缺口，后第二次行室间隔缺损修补术，完美地救治患儿，在本院随访中患儿一切恢复正常，为难得的典型病例。

参考文献

1. GARG P，TALWAR S，KOTHARIS S，et al. The anomalous origin of the branch pulmonary artery from the ascending aorta. Interact Cardiovasc Thorac Surg，2012，15（1）：86-92.

2. WONG A，MOKHTAR S，RASOOL A. Anomalous right pulmonary artery from the aorta. Images Paediatr Cardiol，2006，8（1）：1-4.

3. SILVERSIDES C K，KIESS M，BEAUCHESNE L，et al. Canadian Cardiovascular Society 2009 Consensus Conference on the management of adults with congenital heart disease：outflow tract obstruction，coarctation of the aorta，tetralogy of Fallot，Ebstein anomaly and Marfan's syndrome. Can J Cardiol，2010，26（3）：e80-e97.

4. HU Y N，YANG Y J，KAN C D. One-stage total repair of anomalous origin of right pulmonary artery from aorta by the double-flap technique，followed by coarctation repair using extended end-to-end arch reconstruction. Ann Pediatr Cardiol，2013，6（1）：71-73.

5. FONG L V，ANDERSON R H，SIEWERS R D，et al. Anomalous origin of one pulmonary artery from the ascending aorta：a review of echocardiographic，catheter，and morphological features. Br Heart J，1989，62（5）：389-395.

笔记

6. SILVA R J D，HOSSEINPOUR R，SCREATON N，et al. Right pulmonary artery occlusion by an acute dissecting aneurysm of the ascending aorta. J Cardiothorac Surg，2006，28（1）：29.

（薛　军　病例提供）

病例 33　幼儿马方综合征合并先天性主动脉瓣二叶畸形超声表现

病历摘要

【基本信息】

患儿，男性，2 岁 7 个月。外院诊断马方综合征，近 2 个月心力衰竭加重就诊。

现病史：生后随访即发现生长发育迟缓，易反复呼吸道感染。患儿 7 个月发现视力差，1 岁 4 个月时行眼科检查示：家族性渗出性视网膜病变，晶状体不全脱位。1 岁 6 个月外院心脏超声检查诊断为马方综合征。

既往史：否认外伤史，否认肺炎、结核传染病史。

个人史：患儿为足月，剖宫产，否认家族史。

【超声检查】

此次入我院心脏超声检查示：左心室增大（45 mm），余心腔内径正常，各室壁厚度正常，主动脉瓣为三窦二叶，呈左前、右后排列，三窦均扩张（42 mm），二、三瓣瓣叶及腱索略长，闭合点略后移，余瓣膜形态及运动未见异常，CDFI：舒张期主动脉瓣下见大量反流信号，收缩期二尖瓣房侧见少量反流信号。升主动脉扩张（24 mm），左心室收缩功能减低 44%。

【诊断】

马方综合征合并先天性主动脉瓣二叶畸形。

【治疗经过】

患儿行 Bentall 手术，术中所见：左心室增大，主动脉瓣三窦二叶，主动脉窦、升主动脉显著扩张。患儿术后死于心力衰竭。

病例分析

马方综合征是人类第 15 号染色体长臂上微纤蛋白基因缺陷所致的全身性结缔组织疾病，为显性遗传，但约 25% 的患者系自发突变病变。临床表现复杂多样，即使同一家族中的不同患者，表型差异也很大，可能与 *FBN1* 基因突变有关。主要发生于骨骼、心血管和视觉系统，也可累及肺、皮肤、中枢神经系统及硬脑（脊）膜。心血管并发症是其过早死亡的主要原因，该病估计发病率为 1/5000。儿童马方综合征报道较少，主要是由于其早期临床表现十分不典型，个体差异较大，许多症状随年龄增长才逐渐显现并加重，因而常常漏诊或误诊。

国内外学者报道，幼儿和儿童首次诊断马方综合征主要是因心血管以外的表现，包括：①眼部病变：晶状体脱位、高度近视、散光、虹膜震颤。②骨骼畸形：体型瘦长、蜘蛛指（趾）、腕征、指征、漏斗胸、鸡胸、脊柱侧弯、高腭弓等。成人马方综合征主要是由心功能不全及升主动脉瘤、主动脉夹层引起的症状首诊。本患儿早期因营养不良就诊，与叶祎等报道相同。但该患儿在 1 岁半左右即逐渐呈现马方综合征的典型特点，心血管、眼、骨骼均有显著异常同时合并先天性主动脉瓣二叶畸形，为罕见病例。儿童马方综合征累及心血管系统最主要超声表现为主动脉窦部扩张，约占 80%，主动脉瓣反流约占 40%。主动脉瓣二瓣畸形也会导致升主动脉及主动脉窦部的显著扩张有研究表明，马方综合征和主动脉瓣二瓣畸形患者虽然存在不同的突变基因位点，但两者主动脉管壁具有相同的组织病理学改变，包括管壁中层退化，基质金属蛋白酶活性增加，纤维蛋白原 -1 减少。

本例患儿虽只有 2 岁，但主动脉瓣环、窦、窦管交界及升主动脉起始端瘤样扩张，内径接近成年人，是否由于二者的突变基因导致了更为严重的组织病理学改变目前国内外尚无相关报道，有待于进一步的研究。

儿童期马方综合征治疗主要是针对眼部病变和骨骼病变，纠正屈光异常、避免高强度动态运动及减少接触性运动。存在心血管病并发症者可行外科手术治疗及内科药物治疗（ARB 类）。外科手术主要是针对扩张的主动脉窦部，目前认为 Z 值＞ 25 mm/m^2 应考虑手术治疗。超声具有简单易行、无创伤的优点，尤其对幼儿无辐射、安全可靠，是诊断该疾病的很好方法。

病例点评

马方综合征是人类第 15 号染色体长臂上微纤蛋白基因缺陷所致的全身性结缔组织疾病，为显性遗传，但约 25% 的患者系自发突变病变。临床表现复杂多样，心血管并发症是其过早死亡的主要原因，儿童马方综合征报道较少，主要是由于其早期临床表现十分不典型，本例患儿主动脉瓣环、窦、窦管交界及升主动脉起始端瘤样扩张，内径接近成年人，外科手术治疗后患儿仍然出现心血管并发症死亡，比较可惜，尽管早期诊断后给予外科手术，仍然无法阻止患儿心脏并发症的出现。及时早期的诊断和手术治疗仍然是本病的重点。

参考文献

1. 石烽，王志维，吴红兵，等 . 杂交手术治疗 Stanford A 型主动脉夹层 . 实用医学杂志，2019（13）：2175-2179.

2. QIN M，ZHU X H，ZHANG Z，et al. Genetic analysis and preimplantation genetic diagnosis of Chinese Marfan syndrome patients. J Genet Genomics，2019，46（6）：319-323.

（薛 军 病例提供）